# Es hora de cuidarte la salud

Por Dra. Romin

Dra. Romin
Es hora de cuidarte la salud. - 1a ed. - Buenos Aires:
Dos Tintas, 2008.

1. Cuidado de la Salud. I. Título
CDD 646.7



Este libro es informativo. Consulte siempre a su médico de confianza.

# ÍNDICE



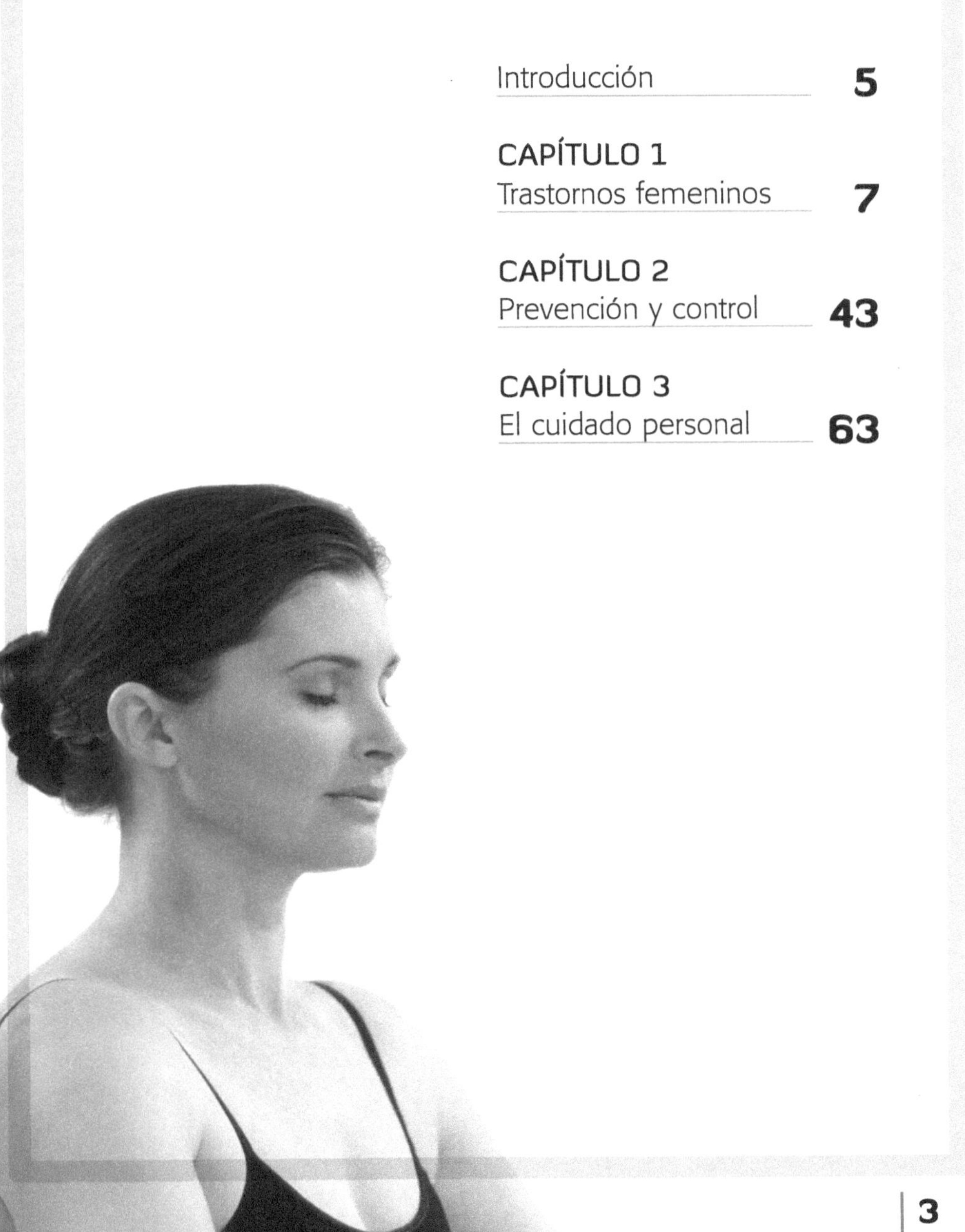

# INTRODUCCIÓN

La salud de la mujer se encuentra expuesta a ciertas enfermedades o alteraciones que, por causas evitables y previsibles, o inevitables y biológicas, pueden transformar el cuerpo.

Conservar nuestro cuerpo saludable es una gran inversión para los años que vienen: saber que estamos preparadas para enfrentar un proceso tan complicado como la menopausia, que estamos físicamente cuidadas para evitar la celulitis, que nos alimentamos bien para alejar males como la hipertensión y el colesterol, son decisiones que se toman con mucho tiempo. Los cuidados deben ser lentos, progresivos y permanentes.

Hoy la ciencia nos brinda un abanico de posibilidades para que hagamos chequeos de rutina, análisis preventivos y visitas médicas para adelantarnos a probables malestares.

También tenemos a nuestro alcance las herramientas para llevar a cabo una buena rutina de ejercicios, para ingerir una alimentación adecuada y adquirir hábitos de descanso regenerativos.

Claro que, muchas veces, las mujeres de hoy no disponemos del tiempo necesario para estas cosas y dejamos de lado controles esenciales que pagaremos en unos años. Por ello es necesario tomar conciencia de la importancia de la prevención y de la preparación de nuestro cuerpo para el futuro; no debemos esperar más.

Llegó la hora de cuidarte la salud…

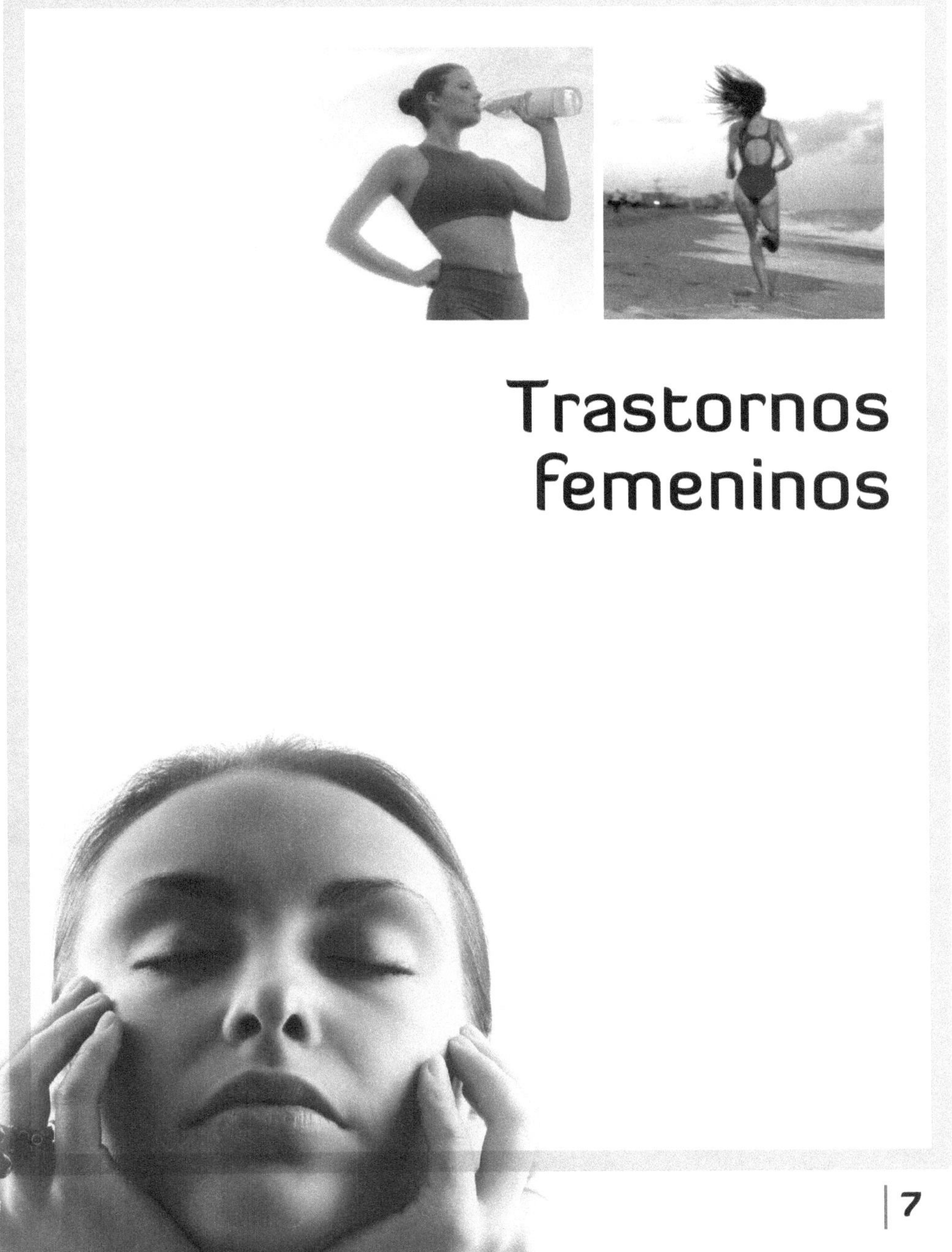

# Trastornos femeninos

# TRASTORNOS FEMENINOS

Existen varias enfermedades, alteraciones y períodos que afectan el estado de salud femenina. En esta guía, intentaremos explicar, con el lenguaje más sencillo posible, la mayoría de esas afecciones para entender el inicio y las características de algunos de los mayores miedos y preocupaciones que tenemos las mujeres a lo largo de la vida y, en especial, cuando pasan los años y tomamos conciencia de la importancia de cuidarnos la salud.

## MENOPAUSIA

### ¿Qué es?

Es el resultado de una serie de cambios que experimentan los ovarios y las glándulas secretoras de las hormonas que controlan el ciclo menstrual (sobre todo estrógeno). En casi todas las mujeres esta disminución de la producción estrogénica tiene lugar entre los cuarenta y cinco y los cincuenta y cinco años. La menopausia es, en términos específicos y biológicos, el período de la vida de la mujer que se caracteriza por la interrupción de la menstruación y la pérdida de la capacidad reproductora.

En ocasiones transcurre sin complicaciones, pero en la mayoría de los casos va acompañada de una serie de síntomas como calores, sofocos y sudoración, insomnio, irritabilidad, alteraciones del revestimiento de la vagina que causan sequedad, ardor, picor y dolor durante el coito, y osteoporosis, o descalcificación del hueso asociado con aumento del riesgo de fractura.

Estos trastornos, que se deben precisamente a deficiencias y desequilibrios hormonales, se asocian a los cambios psicológicos que esta crisis de la mediana edad conlleva. De modo que es a veces difícil evaluar hasta qué punto hay situaciones que son estrictamente físicas o en qué medida ayudan a los malestares los miedos, la angustia, el temor a envejecer.

De todos modos, hoy existen otras formas de vida y terapias que están al alcance de la mano y que permiten que las mujeres tengamos una vida plena y satisfactoria mucho más allá de los cincuenta.

No obstante, la menopausia supone un hito tanto psicológico como fisiológico en el proceso del envejecimiento, y estos hitos pueden provocar grados variables de estrés.

Pero, más allá de lo biológico, la menopausia, o climaterio, que es como se denomina también a la etapa que coincide con la paulatina desaparición de la menstruación, conlleva otros significados: la palabra climaterio deriva del griego "klimakter", que significa escalón, cambio, crisis. Independientemente de las hormonas aparece una crisis existencial en la mitad de la vida que suele coincidir con la menopausia.

Las hormonas ejercen una función moduladora sobre el cerebro, produciendo síntomas y signos, pero las crisis vitales van más allá del cuerpo.

La menopausia es un hito en la vida femenina como lo fue la primera menstruación. Existe una falta de coincidencia sobre el impacto emocional que ocurre entre las diferentes mujeres al perder la capacidad reproductora, porque no todas somos iguales, ni lo somos sobre todo bajo distintas circunstancias.

La identificación sociocultural de la maternidad como único fin de la mujer se transforma. Y si este fue el único rol que pudimos aprehender, la cosa se nos complica.

El haber tenido o no hijos y ser este hecho una decisión tomada en forma satisfactoria permite la aceptación del duelo a la fertilidad perdida. No es lo mismo "no querer" a ya "no poder". O ya ser mamás y que ésa sea una fase de nuestra vida que enriquezca el presente sin condicionarlo.

La convivencia con los adolescentes y sus crisis, asumir el crecimiento de los hijos como seres individuales e independientes, compartir el "espejo" con la hija que afirma su floreciente feminidad pueden traer conflictos y competencias en el hogar.

También el climaterio o menopausia puede coincidir con la época donde los hijos abandonan la casa, produciendo el famoso síndrome del nido vacío. Si se ha depositado en ellos la razón de ser, la partida de los mismos, aún en situaciones felices, se llena de hostilidad, disputas y sentimientos de soledad.

Los hijos forman familias nuevas y tienen sus propios hijos. El ser abuela puede ser una maravillosa experiencia que permita gozar a los nietos sin la angustia ni la responsabilidad de la crianza o puede dejarse dominar por la antigua creencia de que este mismo vínculo nos acerca a la vejez y a la muerte.

El miedo a morir o envejecer esconde en este caso el temor a cambiar los roles y a vivir de otra manera. Esta crisis de la mitad de la vida también coincide con el declinar de los padres que pasan a ser como hijos necesitados de cuidados y muchas veces dependientes económicamente.

La imagen corporal, el cuerpo y la belleza constituyen una preocupación ante una sociedad que rinde culto a la juventud. Mirarse al espejo y no reconocerse. Asimilar los cambios corporales. Dejar de buscar en el espejo la imagen de una mujer perfecta de treinta años es un verdadero desafío. El cuidar, respetar y valorar esa nueva belleza plena, sabia y sana aprendiendo a realzar los atributos personales, constituye un hecho posible y realizable.

## ¿Cómo se manifiesta físicamente?

Sucede que el fin de la etapa reproductora femenina viene, por cuestiones hormonales, asociado a algunos malestares físicos.

La molestia física más común son los sofocos o "calores". Estos se perciben como oleadas de calor que se sienten de pronto en el pecho y la cara, y hacen sudar y enrojecer la piel. Los sofocos pueden ocurrir varias veces en el día o en la noche, y es posible que se presenten durante meses o años.

Otro malestar físico son las palpitaciones. Son los latidos del corazón que se sienten más fuertes y rápidos. Casi siempre aparecen cuando nos sentimos cansadas o preocupadas.

A veces sufrimos de insomnio: o bien nos cuesta conciliar el sueño al acostarnos o bien nos despertamos en mitad de la noche, sin poder volver a dormirnos.

## ¿Cómo se manifiesta emocionalmente?

Muchas mujeres nos ponemos en esta fase de nuestra vida más sensibles y nerviosas. Y con frecuencia, tristes o deprimidas.

Lo que sucede es que algunos de estos cambios los asociamos con cuestiones de la vida cotidiana: nuestros hijos adquieren independencia y se van; notamos que nuestro cuerpo acusa cambios que nos asustan; nos cuesta más mantenernos delgadas; nuestro pelo y nuestras uñas aparecen menos vigorosos; notamos que hemos perdido luminosidad en la piel. Esto nos confunde y nos hace creer equivocadamente que "nuestro tiempo pasó" o que nuestra vida sexual está acabada.

Los malestares emocionales se pueden reducir si la mujer que comienza a sentirlos sabe cuáles son los cambios que llegan con la menopausia, si comparte las dudas con personas de confianza o con otras mujeres que estén en una situación parecida, y si cuenta con el cariño y el apoyo de sus familiares.

Una de las causas del miedo, mejor dicho, la causa mayor es la desinformación. Si la mujer de cincuenta está bien informada, entenderá las causas de los cambios que está sintiendo y no los asociará necesariamente al envejecimiento, sino al comienzo de una nueva etapa, igual de vital, plena y saludable que las anteriores, con nuevas ventajas y formas de optimizar su tiempo, ya no dependiendo de la etapa procreadora.

## ¿Cómo apaciguar las molestias?

• Para disminuir las palpitaciones es bueno sentarse y reposar, respirar hondo, usando la respiración diafragmática y tomar té de hierbas como anís, menta, tilo, azahar o naranjo agrio.

• No asustarse ni inquietarse ante las palpitaciones, porque sólo se empeoraría el síntoma.

• Para aliviar los "calores" usar ropa liviana, fresca y tratar de que los ambientes donde nos ubiquemos estén siempre bien ventilados.

• Se recomienda una dieta balanceada, rica en verduras, frutas, carne no más de dos veces por semana, leche y derivados lácteos de forma regular.

• Disminuir el consumo de sal, grasas, azúcar, tabaco y café.

## ¿Qué cambios corporales se producen?

• Huesos más débiles (la famosa y temida osteoporosis, que desarrollaremos en la última parte).

• Matriz caída (sobre todo si hemos tenido varios embarazos).

• Sequedad vaginal (esto puede generar molestias al tener relaciones sexuales).

## VÁRICES

### ¿De qué se trata esta alteración?

Las várices (venas varicosas o insuficiencia venosa superficial) se caracterizan por la dilatación, alargamiento y tortuosidad de las venas de las piernas. Se trata de una afectación de las venas, que se da principalmente en las extremidades inferiores.

Esta afectación es causante de una dilatación en las venas, aumentando su diámetro y haciendo que las mismas sean visibles a través de la piel. Cuando las venas dilatadas ejercen presión, pueden romperse produciéndose hemorragias peligrosas. Debe saberse que la piel, en la zona afectada por várices, es muy delgada y débil.

Se forman cuando las válvulas venosas no cierran bien, entonces la sangre comienza a acumularse en las venas, haciendo que se hinchen. Si bien se presentan mayormente en las piernas, las várices se pueden encontrar en otros sitios como el esófago (várices esofágicas) o en la zona anal (hemorroides).

En la actualidad, las várices pueden afectar a cerca del 40% de la población femenina en los países desarrollados y en vías de desarrollo.

Según su tamaño, las várices pueden clasificarse en:

• **pequeñas**: son las que producen una sensación de pesadez y cansancio en las piernas.

• **medianas**: son las que pueden provocar flebitis superficiales y dolorosas. Éstas, además de ser antiestéticas, necesitan de un tratamiento médico.

• **grandes**: son aquellas en estado muy avanzado que se manifiestan con dolores, úlceras y trombosis.

Por otra parte, esta alteración venosa, además de su tamaño, puede clasificarse de acuerdo con su forma:

• **telangiectasias**: así llamadas las venas diminutas que no se aprecian a simple vista, pero que se dilatan produciendo pequeñas "arañitas" violáceas.

• **várices**: son las venas subcutáneas que se dilatan y provocan dolor.

• **insuficiencia venosa crónica**: son aquellas várices que no se tratan y sufren consecuencias más graves.

## ¿Cuáles son los síntomas más evidentes?

El síntoma más evidente de las várices es la dilatación de los vasos en las piernas. Pero también son frecuentes uno o varios de estos problemas:

• pesadez de piernas

• sensación de hinchazón (sobre todo al estar de pie, mejorando al andar o al elevar las piernas)

• manchas violáceas en la piel

• cansancio

• calambres, principalmente por la noche y en la zona de la pantorrilla.

• picazón en tobillos

• picazón en los pies

• dolor

• si la dolencia avanza, la piel puede mancharse de color oscuro y pueden aparecer incluso úlceras (más aún cuando la persona que las padece se rasca sobre las mismas)

Clínicamente, podríamos decir que la enfermedad se manifiesta en cuatro etapas:

**Primera etapa:** El sistema venoso superficial se comienza a dilatar gradualmente.

**Segunda etapa:** Las varices iniciales, que hasta ese momento no producían malestares, empiezan a manifestarse negativamente con distintos síntomas:

• **cansancio y pesadez de piernas:** se siente por la tarde, mayormente cuando hay calor y disminuye caminando o levantando las piernas.

• **dolores:** según cada persona puede presentarse en las pantorrillas, los tobillos, los muslos, etcétera.

• **calambres:** ceden cuando se camina y suelen producirse en horario nocturno.

• **prurito:** se da en las zonas de mayor cantidad de venas y obliga a rascarse. Esto es peligroso pues puede conducir a infecciones o lastimaduras.

• **edema:** se producen cuando todos los mecanismos de drenaje venoso han fallado dando origen a hipodermitis o distrofias cutáneas.

**Tercera etapa**: Hay cambios en la coloración de la piel. Se inflama la piel y aumentan las afecciones cutáneas.

**Cuarta etapa**: Aparecen ulceraciones dolorosas que se pueden infectar y dar origen a eccemas.

## Algunas complicaciones que pueden presentarse

• **Varicorragia:** Es la hemorragia que se produce en una vena varicosa al exterior al romperse la piel.

• **Varicoflebitis:** Se llama así a la inflamación de una vena varicosa. Presenta dolor, enrojecimiento y como un cordón duro en la zona afectada.

• **Varicotrombosis:** Trombosis de las venas con varicosidades.

## Los verdaderos alcances de la enfermedad

El síndrome varicoso es un proceso benigno. Cuando dicho proceso no se acompaña o no es ocasionado por una insuficiencia venosa profunda, va a quedar limitado a la dilatación de las venas de las piernas, junto con los síntomas antes descriptos. Incluso debe saberse que cuando aparecen úlceras en las piernas, si éstas son debidas sólo a las várices, resultarán fáciles de curar.

La mujer que padezca de várices no debe temer por sus piernas ni por sufrir una trombosis venosa. Estas son enfermedades diferentes y, por lo tanto, tienen una clínica, un tratamiento y una evolución diferente. Quien tenga várices no tiene por qué padecer de mala circulación. Aclaramos que se trata de una alteración de las venas; que son los vasos que sacan la sangre de las extremidades y la devuelven al corazón, mientras que las arterias conducen la sangre desde el corazón y la distribuyen por todo el organismo.

Cuando las arterias enferman, principalmente de arteriosclerosis, van reduciendo progresivamente su grosor y comienza a llegar menos sangre de lo que debiera a los distintos territorios afectados, como son el corazón y las piernas y aparece lo que se llama falta de riego sanguíneo (isquemia). La isquemia puede causar dolor al caminar una determinada distancia y lesiones a nivel de la piel, que en etapas muy avanzadas pueden poner en peligro las extremidades. Esta última enfermedad no tiene nada que ver con las várices.

## ¿Cuáles son las causas de la enfermedad?

La ciencia no ha demostrado fehacientemente el origen de las várices. Pero dentro de las causas principales están:
• los abusos del tabaco y del alcohol
• los excitantes en general
• estreñimiento crónico
• pereza intestinal
• enfermedades del hígado
• mal funcionamiento de los intestinos
• obesidad
• la vida sedentaria
• trabajos prolongados de pie
• disminución del retorno de la sangre de las piernas, por compresión a nivel del abdomen (por uso de prendas ajustadas)
• la utilización de anticonceptivos. Son innumerables los comentarios de mujeres que ven aparecer las clásicas "arañitas" a medida que aumentan el consumo de píldoras anticonceptivas

## CÁNCER DE MAMA

Las estadísticas dicen que es probable que 1 de cada 10 mujeres padezca cáncer de mama en algún momento de sus vidas. Pero la buena noticia es que detectado a tiempo es curable en el 90% de los casos.

Lamentablemente el cáncer es un enemigo esquivo y mientras no conozcamos el verdadero origen de la enfermedad no podremos realizar prevención primaria, es decir tomar medidas que impidan su aparición y desarrollo.

En este momento, todo nuestro esfuerzo lo deberemos volcar a la prevención secundaria que es igual a un diagnóstico precoz.

El cáncer de mama es una enfermedad en la mayoría de los casos de evolución lenta. Por ejemplo, desde la primera división de la célula que es afectada, hasta la formación de un tumor de 1 centímetro pueden llegar a transcurrir hasta ocho años. Debemos aprovechar dicho tiempo para su diagnóstico y tratamiento.

Además de la posibilidad de diagnosticarse de manera temprana, es una forma de cáncer que nos brinda chances muy altas de curación, con tasas mayores al 96% de sobrevida a los veinte años, en tumores de menos de 1 centímetro, o hasta la curación completa en tumores microscópicos no palpables, sólo puestos de manifiesto por la mamografía.

## CELULITIS

### ¿Qué es y cómo se forma?

Recibe este nombre el conjunto de trastornos que ocurren en el tejido conectivo cutáneo y subcutáneo (dermis o hipodermis), de origen multifactorial (por varios factores) que termina provocando una manifestación en la piel conocida comúnmente como piel de naranja.

Se forma de la siguiente manera: el corazón envía sangre limpia a través de las arterias. A lo largo de su trayecto éstas se van adelgazando hasta formar capilares arteriales cuyas paredes, más finas que un cabello, permiten un contacto íntimo entre sangre y tejidos.

Por medio de estos capilares la sangre aporta al organismo el oxígeno y los nutrientes. Los capilares venosos, en cambio, tienen la función de recoger los productos de desechos y conducirlos hacia los órganos encargados de expulsarlos del circuito. El lugar donde los capilares venosos y arteriales intercambian sus componentes "oxígeno - nutrientes" por "desechos - toxinas", es juntamente en el líquido intersticial o fundamental del tejido subcutáneo.

Si se produce un déficit de irrigación o la cantidad de toxinas incorporadas es tan grande que supera la capacidad normal de eliminación de los capilares venosos, la precisión del sistema falla y se altera el equilibrio del tejido. Los elementos de desecho no pueden ser correctamente eliminados y se acumulan en la sustancia fundamental cada vez más densa. Los nutrientes continúan llegando a las células, por lo que éstas siguen generando grasa que se deposita en su interior. Se produce un aumento de los adipositos ejerciendo una gran presión en la zona. El oxígeno y los nutrientes empiezan a llegar con dificultad. Los fibroblastos producen fibras de colágeno, elastina y mucopolisacáridos defectuosos. La sustancia fundamental es un entramado cada vez más espeso. Se van creando redes que atrapan en su interior grupos de adipositos engrasados formando micronódulos y macronódulos que van invadiendo la dermis, dando lugar a la "piel de naranja".

En mayor o menor medida, la mayoría de las mujeres padecen celulitis o adiposidades localizadas. Cuando hablamos de celulitis, hablamos de una alteración del tejido subcutáneo adiposo (tejido que une los órganos entre sí), en el que se produce hipertrofia (aumento de tamaño), deformación, alteraciones de la permeabilidad capilar y endurecimiento de la red de fibras pericapilares (capilares superficiales).

Por el contrario, cuando hablamos de adiposidades localizadas se trata de acumulación de tejido adiposo. En estas personas la piel se presenta más fina mientras que en aquellas que padecen celulitis se caracteriza por su aspereza y mayor consistencia, la ya mencionada "piel de naranja".

## HIPERTENSIÓN

### La presión arterial

El corazón es un músculo que funciona como una máquina de bombeo. Cuando este se contrae, envía un torrente de sangre a las vías circulatorias que se llama presión de sístole. Cuando el corazón se relaja entre latidos, disminuye la presión en las vías circulatorias, y a esto se le llama presión de diástole. Es imprescindible que, para que la sangre que circula por los vasos sanguíneos pueda alcanzar a todos los órganos suministrándoles nutrientes y oxígeno, cuente con una determinada presión, sobre todo en las arterias. Esta presión arterial depende por un lado de la fuerza con la que la sangre es impulsada desde el corazón en cada latido, y por otro de la resistencia que los conductos arteriales ofrecen a su paso.

O sea, que cuanto más volumen de sangre circule y cuanto menor sea el diámetro por el que circula ese volumen, mayor es la tensión o presión arterial (TA).

Como dijimos antes, la presión arterial en los seres humanos tiene dos valores; uno de ellos es el valor de la presión de sístole o presión máxima, y el otro es el valor de la presión de diástole o presión mínima.

## Valores normales de tensión arterial

Los niveles normales de presión son por debajo de 140 para la presión de sístole (entre 100 y 140 mm Hg); y por debajo de 90 para la presión de diástole (entre 60 y 90 mm Hg). Hoy en día, las cifras "ideales" serían 120/80 mm Hg.

Independientemente del estado de salud con el que se cuente, la presión arterial de cualquier persona no es constante. Tiende a sufrir muchas variaciones normales durante el día, aunque se mida siempre en reposo.

Las cifras de presión arterial siguen un ritmo durante las veinticuatro horas del día, repitiéndose este ritmo y reproduciéndose de un día a otro. De esta forma, se puede afirmar que las cifras de presión son más altas durante el día y se reducen durante el sueño. Los valores de tensión arterial pueden aumentar transitoriamente, debido a las siguientes circunstancias:

• El traslado a un lugar de clima diferente, o bien un cambio brusco de temperatura dentro de un mismo sitio.

• Tensiones psíquicas, conducción de automóviles, hablar en público, discusiones enérgicas, ruidos, entre otras.

• Emociones fuertes, el dolor, el miedo.

• El esfuerzo físico.

## ¿A qué se llama hipertensión arterial?

La hipertensión arterial es el exceso de presión que ejerce la sangre en las arterias, y puede causar graves trastornos en nuestro organismo. Tensión Alta o Hipertensión es un término que se refiere al hecho de que la sangre viaja por las arterias a una presión mayor que la deseable para la salud.

Por consiguiente, podemos decir que una persona padece hipertensión arterial (o que es hipertensa) cuando sus valores de presión arterial, tomados en reposo, superan los valores normales de 140/90 mm Hg, y además persisten a lo largo del tiempo.

La verdadera importancia de la hipertensión no radica tanto en el valor de sus cifras, sino en lo que pudiera ocasionar en determinados órganos, siendo los más afectados: el corazón, las arterias, el cerebro, el riñón y la retina.

La hipertensión, según el valor absoluto de sus cifras, puede ser clasificada en cuatro niveles:

- **ligera:** 140-159/90-99 mm Hg.
- **moderada:** 160-170/100-109 mm Hg.
- **severa:** 180-209/110-119 mm Hg.
- **muy severa:** si está por encima de 210/120 mm Hg.

A medida que el cuerpo envejece, y por ende las arterias, la presión arterial máxima tiende a subir y la mínima, por el contrario, tiende a bajar. Por lo que se puede llegar a considerar que un valor máximo de 160/90 mm Hg sería normal por encima de los sesenta y cinco años, mientras que para otros la cifra de normalidad con independencia de la edad sería siempre 140/90 mm Hg.

Se reconocen dos clases de hipertensión:

**• esencial**

Que es la más frecuente. Se la llama también Hipertensión Primaria. Se denomina así, ya que se desconoce su origen y mecanismo, y supone el 95% de todas las formas de hipertensión.

**• secundaria**

En este tipo de hipertensión se puede identificar claramente su causa desencadenante, pudiendo ser investigada y tratada.

Mientras la forma esencial puede ser bien tratada y controlada (aunque casi nunca curada definitivamente), en la forma secundaria, una vez identificada la causa y eliminada, la hipertensión tiende a desaparecer definitivamente sin la necesidad de utilizar fármacos.

## Los síntomas característicos

• Los síntomas comunes de la hipertensión muy severa incluyen ansiedad, mareos, fatiga y dolores de cabeza.
• Si la presión arterial es severa los síntomas pueden incluir confusión, distorsión de la visión, náuseas, vómitos, dolor de pecho, respiración entrecortada, zumbidos en los oídos, hemorragia nasal y sudor excesivo.
• Si la presión arterial es ligera o moderada pueden no manifestarse síntomas.

Eso no quiere decir que esta última no sea peligrosa: Gran parte de las muertes que se producen cada año son consecuencia directa de la hipertensión o de sus complicaciones sobre el sistema cardiovascular o el riñón. Por eso siempre se recomienda realizar controles de salud rutinarios. La hipertensión, muchas veces, no da síntomas marcados. Sin embargo puede producir diversas molestias, por lo que deberíamos estar atentos, ya que nos alertan de que algo anda mal.

Dichas molestias pueden ser:

- Cefalea
- Zumbido de oídos
- Adormecimiento de mitad del cuerpo
- Visión borrosa o visión de "luces"
- Mareos al levantarse o al cambiar de posición

La presión arterial puede modificarse de un momento a otro, dependiendo de la actividad, estados de ánimo, cambios de posición, ejercicios o durante el sueño. La gente con presión alta es conveniente que no sea exageradamente ansiosa, compulsiva o "nerviosa".

## Un simple diagnóstico

Controlarse la presión es un trámite rápido y sencillo. Y podemos ahorrarnos grandes problemas. Muchas veces ocurre que a lo largo de muchos años (diez, quince y hasta veinte años) la hipertensión no produzca en el hipertenso ningún síntoma de alarma. Esto no quiere decir que el daño interno sobre los órganos antes citados, no se haga efectivo desde un principio. Por estas alarmantes características, se califica a la hipertensión arterial como "el asesino silencioso".

Tomando como dato su alta influencia (la hipertensión arterial afecta a más del 20% de la población adulta de más de cuarenta años, y casi a la mitad de los mayores de sesenta y cinco años), es una práctica muy aconsejable tomarse la presión arterial a partir de estas edades. Se recomienda hacerlo con regularidad, por lo menos una vez al año o mejor aún cada seis meses.

En la mujer, después de la menopausia, la incidencia de hipertensión aumenta considerablemente (se piensa que por la falta de hormonas femeninas), por lo que a partir de esta situación clínica, la mujer debe vigilarse la presión arterial con regularidad.

El médico utiliza para diagnosticarnos un aparato que mide la presión en una columna de mercurio, o con dispositivos digitales. La lectura se expresa en mm Hg. Dicha abreviatura indica milímetros de mercurio, en la medida de la presión parcial de gases.

En la mayoría de los casos se toma la presión arterial en el antebrazo, con el paciente sentado, acostado o parado. Se puede acudir a las clínicas de asistencia primaria y farmacias para un control de la presión. También hay aparatos que se pueden usar en la casa.

La evaluación médica incluye, además de la toma de presión, un examen físico y análisis de cambios en la retina, que indican hipertensión. También se realizan análisis de sangre y de orina, electrocardiograma y rayos X del tórax.

## La medición en el hogar

Si hemos llegado a una etapa de la vida –luego de los cuarenta y pasada la menopausia– que nos exige controlarnos la presión con frecuencia (o si se tiene en la familia a alguien que padezca dicha enfermedad), debemos saber que una parte necesaria del tratamiento implica medir la presión arterial en forma periódica.

Esto puede realizarse en casa, por medio de aparatos llamados esfigmomanómetros. Dicho aparato o equipo de medición (son preferibles aquellos de mercurio) debe estar perfectamente graduado, y quien tome la presión, debe estar familiarizado con la técnica de medida.

Actualmente existen esfigmomanómetros electrónicos que son muy costosos, en los cuales un chip electrónico hace la tarea de detectar el pulso, y un lector digital lee la presión arterial. Sin embargo, se debe estar atento a estos equipos y no confiar demasiado en ellos, ya que la fiabilidad de estos sistemas depende de variables que a veces dificultan su medida, y por ello tienen errores.

Básicamente, los equipos de medición cuentan con:

• Una vejiga de goma hinchable, incluida en un manguito de tela (llamado manguito braquial).
• Un sistema de medición de presión conectado a dicho manguito (puede contar tanto con una columna de mercurio, como con un sistema de diafragma metálico).
• Complementando el esfigmomanómetro, se precisa un fonendoscopio normal, que puede estar incluido en el aparato o ser un elemento aparte.

Antes de tomarse la presión arterial, es necesario estar relajado, sentado tranquilamente durante cinco minutos, sin haber fumado, ni consumido té, ni café, ni alcohol, ni otros estimulantes, al menos una hora antes. Además debe estar con la vejiga vacía. Sintéticamente, se hace así:

• Ponga el brazo izquierdo si es diestro y viceversa a la altura del corazón, apoyándolo en una mesa o en el brazo del sillón. (El brazo no debe estar oprimido por la ropa).

• Ponga el manguito alrededor del brazo desnudo, entre el hombro y el codo. El manguito braquial debe ser lo suficientemente largo como para rodear ampliamente el brazo.

• Coloque la campana del fonendoscopio en la flexura del codo, justo por debajo del manguito del esfigmomanómetro.

• Bombee la pera con rapidez hasta que la presión alcance 30 mm Hg más de la máxima esperada.

• Desinfle el manguito lentamente, haciendo que la presión disminuya de 2 a 3 mm Hg por segundo. Escuche el sonido del pulso a medida que cae la presión. Cuando el latido se haga audible, anote la presión, que es la presión arterial máxima o sistólica. Siga desinflando. Cuando el latido deja de oírse, anote de nuevo la presión, que, en este caso, es la mínima o diastólica.

Recuerde que como la presión es una variable biológica que cambia constantemente y además, el hecho de tomarse la presión puede afectar al paciente, conviene hacer la medición, por lo menos dos veces en cada brazo, tras un intervalo de cinco minutos entre una y otra toma. Recuerde también que debe tomarse como valor definitivo la media de todos los valores.

Sucede, a veces, que pueden aparecer pequeñas diferencias (no más de 5 mm Hg) de un brazo a otro. Estas diferencias carecen de importancia. También resulta positivo repetir la toma de tensión con el sujeto puesto de pie, para observar posibles variantes.

## Las principales causas de la hipertensión arterial

La presión arterial es determinada por dos factores principales, entre muchos otros: la cantidad de sangre que circula por las arterias y el diámetro de las arterias por las que circula.

En general, cuanto más volumen de sangre circule y cuanto menor sea el diámetro por el que circula ese volumen, mayor es la presión arterial.

Los riñones controlan el volumen de agua circulante y la cantidad de sal que contiene el cuerpo. Estos dos hechos tienen efectos directos en la presión arterial. Cuanta más sal en el cuerpo, más agua se retiene en la circulación, y más puede aumentar la presión arterial, lo cual a su vez puede aumentar la tendencia de las arterias a hacerse más estrechas. Cabe aclarar, sin embargo, que una persona con un riñón sano y sin hipertensión arterial, puede tolerar un margen muy amplio de ingesta de sal sin efectos sobre su presión.

Por otra parte, si los vasos se hacen más pequeños, el corazón tiene que trabajar más para bombear la misma cantidad de sangre, y aumenta la presión con la que la sangre es bombeada.

En síntesis, en la hipertensión esencial no se han descrito todavía sus causas específicas, aunque se ha relacionado con una serie de factores que suelen estar presentes en la mayoría de los sujetos que la padecen.

Estos factores, comunes en la generalidad de personas con hipertensión esencial, pueden separarse en dos grupos:

• Aquellos relacionados con la herencia, sexo, edad y raza (por lo tanto, poco modificables).

• Aquellos que podrían ser modificados al variar los hábitos, el ambiente y las costumbres de las personas, como ser: la obesidad, la sensibilidad al sodio, el consumo excesivo de alcohol, el uso de anticonceptivos orales y un estilo de vida muy sedentario.

Podemos agregar que aquellos factores que pueden ser modificados suelen ser los más habituales y también los más peligrosos. Se sabe que la presencia simultánea en una mujer de dos o más factores de riesgo eleva extremadamente la posibilidad de padecer graves complicaciones cardíacas y cerebrales.

Por lo tanto, en la lucha contra el riesgo que implica esta enfermedad, no sólo hay que tratar la hipertensión, sino que además es de fundamental importancia eliminar todos los factores de riesgo asociados.

## COLESTEROL

### ¿Qué es el colesterol?

El colesterol cumple un papel fundamental en el correcto funcionamiento de casi todos los tejidos, pues participa en la formación de las membranas de las células; se encuentra en abundancia en el sistema nervioso, donde es un constituyente esencial.

El colesterol es una sustancia con una consistencia similar a la cera, que se halla presente en todas las células del cuerpo. Es, para decirlo sintéticamente, un producto de apariencia cerosa y un ingrediente esencial para el buen funcionamiento de las células del cuerpo. La cantidad de colesterol requerido para cumplir con estas funciones corporales es elaborada internamente por el hígado.

Además, es básico para la producción de varias hormonas, entre ellas las masculinas y las femeninas (llamadas andrógenos, estrógenos y progestágenos), así como para la formación de la vitamina D, un nutriente indispensable para el buen desarrollo de los huesos. Más escasas que los hidratos de carbono, las grasas producen más del doble de energía. Por ser un combustible compacto, las grasas se almacenan muy bien para ser utilizadas después en caso de que se reduzca el aporte de hidratos de carbono. Resulta evidente que los animales necesitan almacenar grasa para abastecerse en las estaciones frías o secas, lo mismo que los seres humanos en épocas de escasez de alimentos.

Entre los lípidos de la sangre y los tejidos de los animales superiores se encuentran los **ácidos grasos** y los **triglicéridos**.

De acuerdo con el grado de saturación, los ácidos grasos se clasifican en **saturados, monoinsaturados** y **poliinsaturados**.

Los ácidos grasos saturados pueden sintetizarse en el organismo, por otra parte, se encuentran abundantemente distribuidos en el aceite de coco y en las grasas de origen animal, excepto en el pescado.

El colesterol en el cuerpo humano tiene una procedencia doble:

• Es generado por el propio cuerpo (en el hígado).
• Es generado por ciertos tipos de alimentos.

El punto es que ciertos alimentos, de origen animal, suministran grandes cantidades de colesterol: por ejemplo; carnes, huevos, queso y leche entera.

Si bien, como una cierta cantidad de colesterol en la sangre es esencial para la salud, demasiado colesterol es potencialmente dañoso.

Cuando se tiene demasiado colesterol en la sangre se puede adherir y acumular en las paredes interiores de las arterias. Esta acumulación tiende a engrosar las paredes arteriales, reduciendo de este modo el caudal de sangre y disminuyendo –e incluso cortando– el flujo de este líquido vital. El riesgo principal que se corre es que esta merma en la capacidad circulatoria afecte el suministro de oxígeno de los tejidos estriados que forman el corazón.

Las causas del colesterol alto pueden ser varias: una dieta muy rica en grasas; la herencia genética; la obesidad; algunas enfermedades, como, por ejemplo, la diabetes.

Lamentablemente, la suba del colesterol en la sangre no viene acompañada de síntomas (no hay datos externos que "avisen" a la persona de la dolencia que aparece en su cuerpo) e implica un factor de riesgo silencioso para enfermedades del corazón.

Por eso, es muy importante que nosotros mismos y los miembros de nuestra familia sepamos si tenemos un elevado índice de colesterol en nuestra sangre.

Nuestro médico puede determinar esto mediante un simple análisis de sangre.

## ¿Qué elementos actúan para el aumento del colesterol?

Como ya contamos, la ingesta de alimentos con grasa saturada tiende a aumentar el colesterol en la sangre. Los alimentos altos en grasa saturada incluyen las carnes grasas y los productos lácteos de leche entera. El aceite de vegetal hidrogenado, el aceite de coco, el aceite de grano de palma, el aceite de palma y la manteca de cacao también son altos en grasa saturada.

Estas grasas se encuentran comúnmente en los productos horneados previamente comerciales, en los alimentos procesados y en las cremas no lácteas. Aunque los productos hechos con tales ingredientes pueden clasificarse como "libre de colesterol" los consumidores deben estar conscientes de que la presencia de grasa saturada puede afectar al colesterol en la sangre negativamente.

El colesterol también se encuentra naturalmente en ciertos alimentos, incluyendo las carnes rojas y en las achuras y menudencias (particularmente el hígado). También se encuentra en los productos lácteos de leche entera. La yema de huevo (las claras son libres de colesterol) contiene la concentración más alta de colesterol que cualquier otro alimento: la yema de un huevo contiene 71% de la ingesta diaria de colesterol recomendada para una persona, que es 300 mg al día.

Aunque no lo parezca, algunos moluscos y crustáceos —langosta, cangrejos de mar y camarones— también son altos en colesterol; sin embargo, también son muy bajos en grasa saturada, por lo que no se desestima su ingesta controlada.

## El nivel tolerable de colesterol

Cuando uno habla de colesterol total, lo deseable es que sea menos de 200 miligramos por decilitro (mg/dl). Los valores límite se encuentran entre los 200 y los 239 mg/dl, y hablamos de colesterol elevado cuando éste va más allá de los 240 mg/dl.

Hilando más fino, a la hora de leer los análisis de colesterol en sangre es preferible que los niveles de LDL estén por debajo de 160 mg/dl para las mujeres premenopáusicas, y que sean menores a 130 mg/dl para las mujeres que han atravesado la menopausia.

A aquellas personas en las que se ha hallado una evidencia de lesión arterial o que tienen diabetes se les pide que sus niveles de LDL estén por debajo de 100 mg/dl.

En cuanto al HDL, o colesterol "bueno" lo deseable es que esté por encima de 40 mg/dl, y es realmente beneficioso a partir de los 60 mg/dl. En estos casos, su presencia es considerada un factor de protección cardiovascular.

Los triglicéridos (los detallaremos más adelante) son transportados por una tercera molécula, la lipoproteína de muy baja densidad o VLDL (por Very Low Density Lipoprotein) y, aunque individualmente no constituyen un factor de riesgo, si su presencia en sangre es elevada —esto es por encima de 200 mg/dl— al mismo tiempo que los valores de HDL son reducidos, este último pierde su función protectora. De manera que para poder mantener al colesterol bajo control, lo primero es tener un estado de situación de este potencial enemigo.

En las mujeres adultas sanas, la recomendación es hacerse un análisis de colesterol en sangre y, si los valores son normales, repetirlo cinco años más tarde. Pero si los niveles resultan estar fuera de lo que se considera saludable, el control debe repetirse anualmente.

Porque, si bien sólo la cuarta parte del colesterol que circula en la sangre ingresa al organismo a través de los alimentos y el resto es producido por el mismo individuo, la influencia de la alimentación sigue siendo muy importante. Cuando una persona consume muchas calorías y tiene cierta predisposición genética, esta gran ingesta de calorías favorece una gran producción de colesterol.

## Los fármacos para combatir el colesterol, ¿son efectivos?

Son efectivos según cada paciente. Claro que también existen efectos adversos que desalientan su uso sin indicación y supervisión médica. Si de lo que se trata es de mantener los niveles de colesterol dentro de límites saludables, siempre es bueno recordar que los medicamentos no constituyen la única herramienta de la que disponen los médicos para lograrlo, ni tampoco la primera a la que debe recurrirse.

La mitad de las personas que tienen colesterol elevado podría beneficiarse simplemente mediante un cambio de su estilo de vida: modificar la dieta, bajar de peso y hacer ejercicios permitirían resolver buena parte de los casos de hipercolesterolemia. En primer lugar, habría que dejar en claro cuándo uno puede empezar a hablar de colesterol elevado, ya que los análisis que cuantifican la presencia de los lípidos en la sangre suelen aportar muchas variables: colesterol total, LDL, HDL y triglicéridos.

### Colesterol total:

Lo deseable es que se encuentre por debajo de los 200 miligramos por decilitro (mg/dl). Entre los 200 y los 239 mg/dl se está en el límite con el colesterol alto que comienza más allá de los 240 mg/dl.

### LDL o colesterol malo:

Debe ser menor a 160 mg/dl para las mujeres premenopáusicas, y menor de 130 mg/dl para las mujeres que han atravesado la menopausia. En las personas con evidencias de lesión arterial o diabetes se pierden valores menores a 100 mg/dl.

### HDL o colesterol bueno:

Lo deseable es que haya más de 40 mg/dl, aunque por encima de 60 mg/dl se convierte en un factor protector de la salud cardiovascular.

### Triglicéridos (TG):
Se recomiendan valores menores a 150 mg/dl.

Las combinaciones a que pueden dar lugar estas distintas formas de lípidos son las que van a determinar cuál es el tratamiento por seguir, según las indicaciones del médico. Pero, por supuesto, la mejor opción es prevenir.

## Colesterol bueno y el malo

Hemos oído muchas veces mencionar dos tipos de colesterol y probablemente no comprendamos aún la diferencia. Se trata del colesterol "bueno" y el colesterol "malo". ¿Cuál es la diferencia? Las lipoproteínas son unas estructuras que aumentan la disolución del colesterol en la sangre y facilitan su llegada a todas las células del cuerpo, donde cumplen las funciones que el organismo les ha asignado.

### Así funciona el colesterol "bueno"

El colesterol "bueno" o HDL es el encargado de retirar el malo y llevarlo al hígado, en donde se procesa para ser eliminado. De esa forma, el colesterol "bueno" (HDL) previene el desarrollo de aterosclerosis y el daño de las arterias.

El HDL se considera "bueno" porque elimina el colesterol de la circulación sanguínea, reduciendo el riesgo.

Con un tipo de alimentación alto en grasa saturada y colesterol se reduce el paso de LDL en la sangre, mientras la obesidad y las calorías excesivas estimulan la sobreproducción de LDL.

### Así funciona el colesterol "malo"

Como el colesterol "malo" o LDL es de baja densidad, es decir más ligero, tiende a adherirse en las paredes de las arterias, generando aterosclerosis (acumulo de grasa en las arterias) hasta que finalmente los vasos se obstruyen.

En esta enfermedad, las placas que contienen colesterol se depositan en las paredes de las arterias, en especial las de pequeño y mediano tamaño, reduciendo su diámetro interior y el flujo de sangre, su ruptura puede llevar a la coagulación sanguínea, o formación de trombo, como la que puede darse en las arterias que nutren el corazón (arterias coronarias) produciendo un ataque cardíaco.

## ¿Por qué se eleva el colesterol?

A continuación enunciaremos, de manera metódica, las causas por las cuales pueden elevarse nuestros niveles de colesterol en la sangre. Estas pueden ser de índole variada. Entre los motivos se encuentran:

• **La edad:** con el paso de los años el colesterol "malo" suele incrementarse en el torrente sanguíneo por razones que todavía no han sido totalmente aclaradas.

• **Las etapas de la mujer:** luego de la menopausia, el colesterol "bueno" se reduce en ellas y el "malo" se incrementa.

• **Rasgos hereditarios:** los niveles altos de colesterol también pueden estar determinados por la herencia de nuestros antepasados.

• **El tabaquismo:** fumar debilita las paredes de los vasos sanguíneos favoreciendo la acumulación de grasa en ellas. Así mismo, los químicos presentes en el tabaco reducen los niveles del colesterol "bueno" (HDL).

• **La vida sedentaria:** la ausencia de actividad física promueve la reducción del colesterol "bueno", mientras que ejercicios como los aeróbicos, bailar, caminar o nadar lo incrementan. No obstante, antes de iniciar una rutina de ejercicios, consulte con su médico para conocer qué tanto esfuerzo está en capacidad de realizar.

• **El sobrepeso:** no todas las personas obesas tienen elevados niveles de colesterol sanguíneo porque no presentan problemas metabólicos; sin embargo, sí son más susceptibles de padecerlos.

• **El estrés:** las tensiones generan al organismo un estado de estrés que aumenta la producción de algunas sustancias, como las llamadas cortisol y adrenalina, por parte de las glándulas suprarrenales. Esto tiene una relación directa con el aumento del colesterol "malo".

• **La presencia de algunas enfermedades:** como hipertensión, diabetes, insuficiencia renal o hipotiroidismo, pueden llevar a trastornos en el metabolismo del colesterol.

## Los triglicéridos

Los triglicéridos son el componente principal de la grasa corporal. En ellos está la energía con la cual funciona el cuerpo. Sería algo así como la nafta o el combustible que el cuerpo necesita para cumplir con todas sus funciones. Al igual que el colesterol, los triglicéridos son también un tipo de grasa o lípido presente en el organismo.

Las grasas saturadas, las no saturadas y las mono no saturadas son todas tipos de triglicéridos. Provienen de los azúcares que se ingieren en la dieta, principalmente del azúcar refinado, de harinas (pastas, galletas, pan blanco, etcétera) y de todo tipo de licores. El aporte calórico de estos productos es muy alto y expone a la persona a un elevado riesgo de padecer enfermedad cardíaca.

## ¿Por qué se elevan los triglicéridos?

La principal causa es el consumo inmoderado de calorías, pero también puede ocurrir por anormalidad genética en el metabolismo de los triglicéridos, diabetes, falla renal y el consumo de algunos medicamentos. Quien padece hipertrigliceridemia (o sea, un nivel elevado de triglicéridos) está en un alto riesgo de presentar enfermedad cardíaca coronaria en edad temprana, además, se ha establecido que esta grasa favorece la elevación del colesterol "malo" (LDL) y la reducción del "bueno" (HDL). En este sentido, el exceso de triglicéridos está relacionado con la formación de placas de aterosclerosis.

Para reducirlos, podemos modificar esta situación potencialmente peligrosa cambiando nuestra dieta alimentaria, reduciendo los azúcares, las harinas y el alcohol.

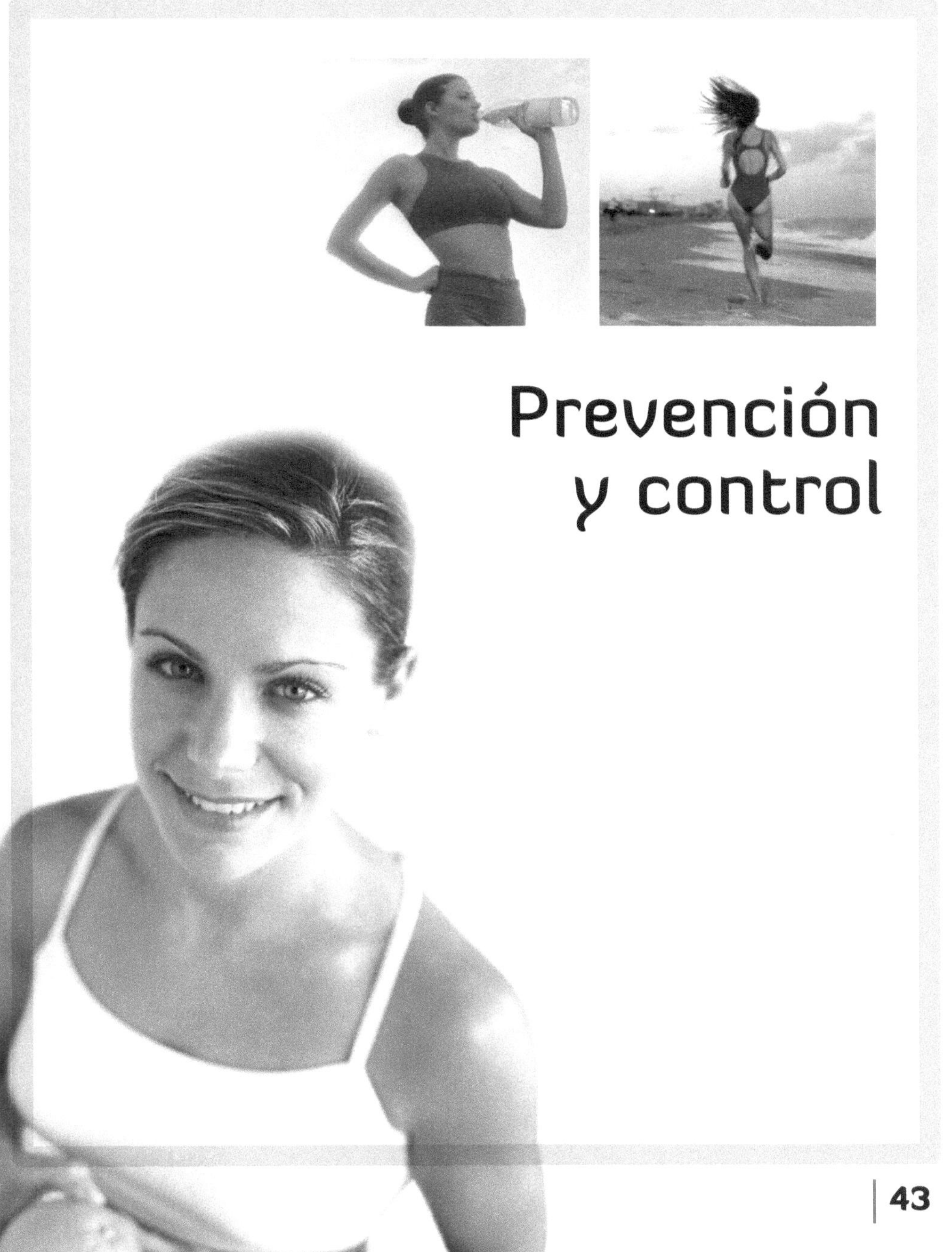

# Prevención y control

# PREVENCIÓN Y CONTROL

Hasta aquí hemos visto alteraciones que son inevitables en la vida de la mujer, como la menopausia; y hemos detallado enfermedades que se pueden prevenir.

En algunos casos podemos adelantarnos a los tiempos biológicos y minimizar los síntomas y dolores y, en otros, con un control adecuado, podemos evitar enfermedades.

Este capítulo tiene como finalidad describir procesos y rutinas de prevención y control para evitar futuras complicaciones.

Claro que en esto –como en todo tema médico– el secreto es empezar a cuidar nuestro cuerpo desde antes. Siempre, prevenir es la mejor opción.

## MENOPAUSIA

Esta es, posiblemente, la alteración femenina que más preocupaciones produce. Por ello, las mujeres debemos tener ciertos cuidados desde mucho antes de llegar a la menopausia para ayudar a mantener fuertes los músculos y los huesos. Por ejemplo:

• Distanciar los partos, con dos años de diferencia, para que los músculos, especialmente los del vientre, tengan tiempo de recuperarse.

• Recibir sol con relativa frecuencia, con la protección necesaria, para ayudar a la metabolización del calcio (lo que no quiere decir que nos asemos al sol, eso daña la piel y la envejece más rápido).

• Proponernos un plan de ejercicios, que no sea extenuante pero sí ameno, para que lo continuemos con regularidad, como caminar que es divertido y se puede planificar con la familia o amigos.

## El papel del médico en la menopausia

Esta importante etapa de la vida femenina debe ser atravesada con la correcta supervisión de nuestro médico ginecólogo. Pero más allá de los controles periódicos, debemos acudir a él cuando:

• Los malestares normales se transforman en muy frecuentes o de mucha intensidad.

• Se sienten ganas de orinar muy seguido, cuando se sienta dolor, ardor o molestias al hacerlo.

• Nos orinamos involuntariamente al toser, al estornudar o al hacer fuerza para cargar alguna cosa.

• Hay sospecha de embarazo.

• Hay un sangrado vaginal, leve o abundante, después de medio año seguido sin presencia de la menstruación.

## VÁRICES

Existen muchos hábitos que están al alcance de toda mujer para obtener exitosos resultados en el tratamiento de las várices. Para ello, lo primero es comprender su enfermedad y llevar a cabo todas las medidas higiénicas y preventivas necesarias para ayudar al funcionamiento de sus venas. De esa forma, le será más fácil combatirla.

Uno de los primeros síntomas de la enfermedad varicosa puede ser el cansancio y la pesadez en las piernas que se pone de manifiesto al final de la jornada, sobre todo si el paciente permanece mucho tiempo de pie.

También puede aparecer más adelante la sensación de hinchazón en los tobillos y calambres nocturnos. Por último, pueden observarse las venas de las piernas dilatadas, haciéndose más tortuosas, siendo claramente visibles y palpables y desapareciendo cuando el paciente coloca las piernas en alto (a favor de la fuerza de la gravedad, la sangre sale fácilmente de las piernas y se vacían las venas varicosas).

En la medida en que el cuadro avanza, la piel alrededor de los tobillos se volverá oscura y, por último, pueden aparecer úlceras (aunque esto no tiene por qué ocurrir, ya que deben darse otra serie de circunstancias).

Recordemos que una de las claves del problema es el mal funcionamiento de las válvulas que existen dentro de las venas, y que al costarle más trabajo a la sangre salir de las piernas y al tener que luchar contra la fuerza de la gravedad, el paciente debe de ayudar a su sangre a salir y moverse hacia el corazón.

Por lo tanto, el primer punto será evitar estar de pie, siempre que esto sea posible. Existen otras medidas para tomar en cuenta para tratar las várices:

• Elevar las piernas cuando esté cansado.

• Evitar usar prendas de vestir ajustadas para facilitar la libre circulación de la sangre (como fajas, ligas, calcetines que dejan marca, ropa ceñida, tacones muy altos o demasiado planos).

• Evitar una permanencia prolongada de pie sin moverse o estar sentado durante mucho tiempo con las piernas cruzadas.

• Evitar llevar peso excesivo, porque aumenta la presión intraabdominal y eso empujaría la sangre venosa hacia las piernas, siendo perjudicial.

• Por la misma razón se debe combatir el estreñimiento, pues al defecar con esfuerzo se desplaza la sangre del abdomen hacia las piernas.

• Para aquellas mujeres que se depilan con cera, no es aconsejable que la utilicen muy caliente. Esto se debe a que las altas temperaturas dilatan las venas y así almacenan más sangre.

• Por la misma razón, el calor directo en las piernas (estufas, mesas, camillas, bronceados prolongados) está contraindicado.

• Realizar una dieta balanceada, pobre en calorías y rica en fibras.

• Concluir la ducha con un buen frotado de agua fría en las piernas.

• Realizar duchas calientes en las piernas, seguidas de duchas frías, alternando unos minutos de calor con otros de frío.

• Evitar la obesidad.

• Se recomienda el ejercicio suave (andar en bicicleta y nadar).

• Hacer breves caminatas.

• Acudir al médico, quien evaluará el caso e indicará el tratamiento y la medicación adecuados.

• Dormir con los pies ligeramente levantados.

• Realizar masajes, con las piernas en alto, desde el tobillo hasta la rodilla.

• Pueden utilizarse vendas elásticas compresivas.

• Estando sentado, extender las piernas y rotar los tobillos cuantas veces sea posible.

• Permanecer acostado, con las piernas levantadas a 90 grados del suelo, por lo menos diez minutos diarios.

## Ir al médico, el primer paso

Una vez que nos acercamos a los 30, es posible que comencemos a experimentar algunos de los síntomas mencionados. Se trate o no de várices, ante la menor sospecha, debemos concurrir al flebólogo para consultar y controlar la afección a tiempo. O para sacarnos la duda si no se trata de várices. Pero no olvidemos la consulta cuando:

• observamos várices con dolor, alteraciones cutáneas y hematomas.

• notamos inflamación en una vena, o úlcera varicosa en la cara interna de la pierna o cerca del tobillo.

• sangra una vena que se presentaba hinchada.

• nos sentimos incómodas estéticamente aunque las várices no provoquen dolores o molestias.

• se inició un tratamiento y se observan reacciones adversas.

# CÁNCER DE MAMA

## El diagnóstico precoz

La detección a tiempo es la principal herramienta que tenemos las mujeres para prevenir el cáncer de mama:

• Control médico periódico.
• Autoexamen de mamas.
• Una mamografía anual a partir de los cuarenta años.

Tenemos que descartar los viejos temores sobre las mamografías: no son más que una radiografía de la mama. Conviene aclarar que los modernos equipos utilizados a tal fin son de niveles bajos de radiación por lo que en condiciones normales son realmente seguros. Su técnica consiste en la extensión y compresión homogénea del pecho durante algunos segundos. Si bien puede ser un poco molesto, este estudio no tiene por qué causar dolor.

Se sugiere realizarlo, posmenstrual, cuando la mama se encuentra más blanda y menos sensible.

No debemos dejar de decir que el cáncer de mama es una enfermedad cuya frecuencia aumenta con la edad, siendo más común después de los cincuenta años y una enfermedad bastante rara antes de los treinta y cinco. Es por esto que se aconseja comenzar con las mamografías de control anual a los cuarenta años.

En los casos en que existan antecedentes familiares, de presencia de la enfermedad en abuelas, madre o hermanas se aconseja comenzar con estudios radiológicos con anterioridad.

## CELULITIS

### Tipos de terapias para combatirla

La celulitis puede presentarse en mujeres obesas y en delgadas, ya que la capa de grasa subcutánea donde se forma el proceso celulítico existe en toda persona independientemente de su peso. La lucha contra este tipo de afecciones será exitosa si se realiza en conjunto entre paciente y especialista, ya que mediante la evolución de la tecnología, el instrumental y las sustancias que se utilizan, es posible mejorar estas zonas siempre que el paciente tome conciencia de la importancia de realizar actividad física, una dieta adecuada y de tener hábitos saludables.

Existe una gran variedad de tratamientos para realizar en forma personalizada. Para preparar la piel para cualquier tipo de tratamiento se realiza un dermopulido o pulido de la piel sobre la zona específica por tratar con un producto exfoliativo, permitiendo así el desprendimiento de las células muertas y consecuentemente dejando una piel suave y libre de impurezas. Luego el tratamiento se basará en diferentes métodos dependiendo de cada caso por tratar.

• **termoterapia:**
La aplicación de calor produce una vasodilatación en especial a nivel capilar. Esto origina aumento de la circulación sanguínea, mayor aporte de nutrientes y oxígeno y una mayor eliminación de toxinas;

• **crioterapia:**
Esta técnica basada en la aplicación de frío es recomendada en casos de problemas circulatorios que traen como conse-

cuencia la congestión de los miembros inferiores (piernas), de atonías del tejido y musculares (flaccidez), entre otras cosas. Generalmente se realiza con vendajes que favorecen la circulación de retorno y estilizan el contorno corporal. Su efecto vasoconstrictor relaja las piernas cansadas y disminuye los edemas;

**• lodo y arcilla:**
El uso de estos productos contribuye a equilibrar la carencia de minerales en nuestro cuerpo, estimulando así la función de la piel, mejorando el riego sanguíneo y linfático, eliminando células muertas y aportando nutrientes que tonifican la piel;

**• algas:**
Los envolvimientos con algas reabsorben los nódulos de grasa y revitalizan los tejidos ayudando a la eliminación de retenciones hídricas. Además de los efectos adelgazantes, reafirman los tejidos y aseguran una remineralización intensa dado que son una excelente fuente de vitaminas, minerales, oligoelementos y proteínas, los cuales incrementan la microcirculación sanguínea reequilibrando la piel y fortaleciendo sus defensas;

**• iontoforesis:**
Es una técnica que permite la introducción de sustancias activas a través de aparatología específica en forma localizada;

**• electroestimulación:**
Consiste en un aparato que ayuda a producir contracciones musculares. Estas contracciones no sólo favorecen la circulación en la intimidad de los tejidos y en el consumo de calorías sino que tonifican y fortalecen los músculos;

• **drenaje linfático manual:**

Son masajes mediante los cuales se hace reingresar el líquido retenido al aparato circulatorio para que luego sea eliminado a través de la orina;

• **masaje linfático manual:**

Al intensificar la circulación y el metabolismo local ayudan a reabsorber las grasas e incrementar el consumo de calorías por el aumento de la actividad motora. Tienen además un efecto sedante y se pueden introducir principios activos específicos a través de la piel.

El objetivo de estos tratamientos es ayudar a eliminar el cúmulo de grasa localizada y estilizar el contorno corporal logrando una silueta más estética y también más saludable. Es decir, son tratamientos que conllevan lo estético y la salud.

## HIPERTENSIÓN

### Tratamientos para controlar la hipertensión arterial

Afortunadamente, en la actualidad, existen numerosos, potentes y en general bien tolerados recursos terapéuticos para tratar la hipertensión arterial. Sin embargo, conviene aclarar que en las formas ligeras y moderadas de hipertensión, se suelen recomendar siempre tratamientos no farmacológicos. Los mismos, en un gran porcentaje de mujeres, logran controlar adecuadamente las cifras altas de tensión arterial. Es por eso que haremos hincapié en la enumeración de hábitos sanos y una alimentación adecuada para controlar la hipertensión.

Estos cambios en el estilo de vida incluyen:

• Reducción del peso para aproximarlo lo máximo posible al ideal.
• Reducción del consumo de sal, y de alimentos grasos y salados.
• Práctica de ejercicio físico aeróbico.
• Cese absoluto del hábito de fumar.
• Reducción del consumo de bebidas alcohólicas.
• Suspensión de los otros factores de riesgo cardiovascular (colesterol elevado, diabetes, gota, etcétera).

Si a pesar de utilizar eficazmente estas medidas durante dos o tres meses, la tensión arterial persiste por encima de 140/90 mm Hg, se debe recurrir, y siempre bajo control médico, al uso de los llamados fármacos antihipertensivos.

Los diuréticos son frecuentemente utilizados en el tratamiento de la HTA ya que, como eliminadores de grasa, ayudan a que la función cardíaca se optimice.

Para cada tipo de hipertensión, el médico recomendará el medicamento más adecuado. De todas formas, recuerde que no hay dos pacientes iguales, y que, por tanto, cualquier fármaco puede tener una eficacia y un comportamiento distinto de un paciente a otro. Por eso, al comenzar con la elección de un fármaco, el médico realizará una selección individualizada. Si un medicamento no controla la hipertensión, se reemplaza por otro o se añade un segundo medicamento.

Como suele ser habitual presentar determinados síntomas en el inicio de un tratamiento farmacológico, consulte sobre ellos a su médico antes de adoptar una medida unipersonal.

También se debe tener en cuenta que ciertos medicamentos aumentan la resistencia vascular. Entre ellos están los antiinflamatorios no esteroides, los anticonceptivos, los simpático miméticos y los esteroides. Para finalizar, y con respecto a un real y comprometido cumplimiento del tratamiento farmacológico, es esencial que sea fácil de recordar para el paciente. Con esto queremos decir que resulta conveniente que los tratamientos consten de una toma o dosis diaria, ya que ésto permite un mejor cumplimiento.

Un tratamiento hipertensivo con su medicación correspondiente en una sola toma al día por la mañana (habitualmente con el desayuno), permite controlar durante veinticuatro horas los niveles de presión arterial hasta la siguiente toma, y facilita su recuerdo.

## Hipertensión y sobrepeso

Hay un elevado número de estudios que señalan la relación entre sobrepeso y aumento de la tensión arterial. El exceso de peso contribuye a un mayor trabajo cardíaco. En gran medida, la obesidad está asociada a la hipertensión arterial, ya que las obesas sufren de un aumento de la insulina, que a través de un menor flujo de la circulación renal produce retención de sales.

Una dieta baja en calorías (1200 cal), con un bajo aporte de grasas, puede producir por cada 10 kg que se disminuya en el peso, una reducción 10 mm Hg.

Se puede afirmar, por consiguiente, que en algunas personas basta disminuir de peso para controlar la presión arterial. Entonces, la pérdida de peso produce reducción de la tensión arterial.

Por lo tanto, es importantísimo, en caso de sobrepeso u obesidad, tener una actitud de control y conducta para sobrellevar y resolver este punto.

## Reducción del consumo de sal

Determinadas observaciones han demostrado que en poblaciones donde el consumo de sal es elevado, es mayor el número de personas con hipertensión que en países donde el consumo de sal es muy escaso. El hecho es que el consumo excesivo de sal en la dieta causa retención de líquidos y aumento de la presión arterial. Por consiguiente, para disminuir la presión, el primer paso es disminuir el consumo total de sal (incluida la contenida en el pan, los caldos concentrados, los alimentos preparados) hasta una cantidad inferior a la equivalente a una cucharadita por día.

En las dietas occidentales normales, se consume ocho veces más de la cantidad bien tolerada por el organismo, no sólo en sal de salero, sino también en *snacks*, quesos, embutidos, condimentos, sopas de sobre.

De todas formas, se debe realizar la debida consulta al médico, ya que la limitación de sal no reduce las cifras de presión arterial en todas las hipertensas, sino sólo en la mitad.

Cabe aclarar que el organismo necesita de la sal para su funcionamiento normal. Sin embargo, su ingesta está asegurada, dado que la sal (cloruro sódico) forma parte de la composición natural de animales y vegetales. Con la cantidad natural con que el organismo cuenta, está asegurada la suma que necesitamos; por consiguiente, debemos cuidar de eliminar el agregado de sal y el consumo de alimentos preparados o conservados con sal.

El hecho de reducir la sal de nuestras dietas es algo que está en nuestras manos, ya que podemos hacerlo reduciendo el agregado de la misma en las comidas, antes, durante, o después de cocinarlas. Se puede lograr evitando añadir sal a las comidas cuando se cocina y no llevando nunca el salero a la mesa. Se trata de una cuestión de costumbres y hábitos, ya que en un principio, sobre todo si se está acostumbrado a comer con mucha sal, los alimentos resultarán insulsos, sin sabor, pero cuando se habitúe a comerlos sin añadirles sal notará cómo éstos saben igual o más ricos que cuando añadía sal. En el mercado existen, además, otros condimentos y saborizantes que dan su particular sabor a los alimentos, reemplazando a la sal; por ejemplo, hierbas aromáticas como el laurel, el tomillo, el romero, la albahaca o el orégano. También hay otros alimentos que además de saborizar y realzar las comidas, son totalmente saludables; por ejemplo, el ajo, la cebolla, la nuez moscada, la canela, el vino, el vinagre o el limón.

Si la idea o necesidad es erradicar por completo el uso de la sal en su dieta, esto se verá dificultado, ya que hay muchos alimentos a los que ya se les ha añadido sal antes de que lleguen a nuestras manos. Este es el caso de alimentos tales como los embutidos, las conservas, el jamón, los quesos salados, los platos precocidos, las salsas envasadas, los panes, etcétera.

El sodio no está sólo en la sal, sino también en el glutamato monosódico y la levadura, entre otros; por lo que hay que leer las etiquetas de los productos envasados al hacer una dieta estricta restringida en sodio.

Las comidas que pueden ser ingeridas sin preocuparse por el componente de sal son las frutas, verduras, legumbres, cereales, pescados y carnes magras. Algunas frutas y verduras ayudan, además, a mejorar la presión arterial, ya que contienen potasio.

## Una dieta adecuada controla la HTA

En la persona hipertensa, la alimentación es fundamental a la hora de controlar su enfermedad (debido, entre otras cosas, a que debe controlar el sobrepeso y la ingesta desmedida de sal). Por lo tanto, la mujer hipertensa, más que seguir un régimen especial, debe reeducar su dieta para que la misma sea moderada en su valor calórico y en la ingesta de sal. Algunas ideas para tener en cuenta a la hora de organizar una dieta para personas con hipertensión arterial:

• **Más pescado.** Es saludable y conveniente consumir pescado fresco, preferentemente blanco (menos grasa) y azul (más grasa). Se deben evitar los pescados ahumados, en conserva o salados.

• **Menos carne.** Limitar el consumo de carne a unos 200 gr, tres veces a la semana, evitando las carnes grasas y las ahumadas. También debe evitarse el consumo de carnes enlatadas y embutidos, por la cantidad de sal que contienen.

• **Leche y productos lácteos.** Pueden consumirse tanto la leche (entera, semidescremada, descremada o enriquecida en omega 3) como los derivados (flanes, cremas, batidos).

• **Frutas, verduras y hortalizas.** Las frutas, verduras y hortalizas deben consumirse frescas. Se debe evitar el consumo de las conservas y zumos envasados, por el alto contenido en sodio que suelen tener. Deben evitarse también las aceitunas y los frutos secos salados.

• **Cereales.** Los cereales pueden consumirse sin problema, pero hay que evitar los productos elaborados (pastelería, bollería) que tengan mucha sal.

• **Legumbres.** Las legumbres pueden consumirse sin ningún inconveniente.

• **Conservas.** Los alimentos conservados en sal, las conservas con sal añadida, los quesos salados, las carnes saladas y los platos preparados, tienen cantidades considerables de sal, aunque esto no se perciba. Se debe evitar el consumo de estos alimentos.

• **Menos bebidas refrescantes.** Deben evitarse las bebidas refrescantes comerciales. En cuanto a las bebidas alcohólicas deben evitarse las de alta graduación y, si se bebe con frecuencia, limitar el consumo a dos vasitos de vino tinto al día.


La variedad de alimentos, sin excesos, es la principal fuente de salud.


**Alimentos no recomendados:**
Sal; embutidos; aceitunas; productos precocidos o deshidratados (cremas o sopas de sobre, pescados y verduras en conserva); quesos grasos; galletas (dulces o saladas); pan blanco; salsas y aderezos comerciales; refrescos con burbujas.


**Alimentos recomendados con moderación:**
Huevos; lenguado; mariscos; chocolate; carne de gallina.

### Alimentos recomendados:

Fruta; verdura; productos lácteos (flanes, cremas, batidos); arroz; pescado blanco y azul; conejo; pollo; codorniz; frutos secos; mermeladas; ternera; pan (sin sal, de avena o centeno).

## COLESTEROL

La prevención que podemos poner en práctica más fácilmente y más efectiva es el control alimentario. Más allá de reducir la ingesta calórica, y reemplazar grasas animales por vegetales, existen ciertos alimentos que resultan muy buenos aliados de todo aquel que busque controlar sus niveles de colesterol. Existen margarinas, leches y yogures enriquecidos con fitoesteroles, que es un producto natural de los vegetales que permite reducir el colesterol.

Por otro lado, los pescados de aguas frías contienen omega 3, una sustancia que ayuda a reducir los niveles de triglicéridos.

Adoptar una rutina de ejercicio físico –en especial, aeróbico– y abandonar el tabaquismo son otros dos cambios de hábito que colaboran en la lucha contra el colesterol elevado.

Pero cuando los cambios propuestos no demuestran ser suficientes para torcerle el brazo al colesterol, sólo entonces se recurre a los medicamentos. La elección de la terapia adecuada dependerá del perfil lipídico del paciente en cuestión.

Para aquellos en los que el colesterol LDL es el problema, la terapia de elección son las estatinas. Estas drogas regulan los receptores del colesterol LDL, estimulando su absorción por parte del hígado, con el beneficio adicional de que sus efectos adversos son muy poco frecuentes. Son medicamentos con décadas de uso en humanos que avalan su seguridad.

Cuando lo que se encuentra fuera de control son los triglicéridos se recurre a los fibratos. Estos medicamentos actúan sobre las moléculas que transportan los triglicéridos, reduciendo su presencia en la sangre. Su efecto adverso más frecuente es la formación de cálculos biliares.

A veces, niveles elevados de colesterol LDL y de triglicéridos pueden coexistir en una misma persona. En ese caso, primero se indican las estatinas, pues en altas dosis no sólo reducen el LDL sino que también bajan un poco los triglicéridos. Cuando esto no resulta se combinan estatinas y fibratos, pero con mucha vigilancia, ya que la combinación potencia el riesgo de efectos adversos de ambos medicamentos.

Más extraño es que una persona tenga que tratar niveles muy bajos de HDL, lo que a veces ocurre en quienes fuman, tienen mucho sobrepeso o no hacen ejercicio.

En estos casos se puede recurrir a una vitamina: el ácido nicotínico, que además de subir el colesterol bueno, baja el malo y los triglicéridos.

Claro que también tiene su costado no deseado: eleva el azúcar, sube el ácido úrico y da calores parecidos a los de la menopausia.

Lo que debe tenerse en cuenta es que tomar un medicamento no exime a una persona con colesterol elevado de realizar una dieta adecuada que potencie el efecto buscado.

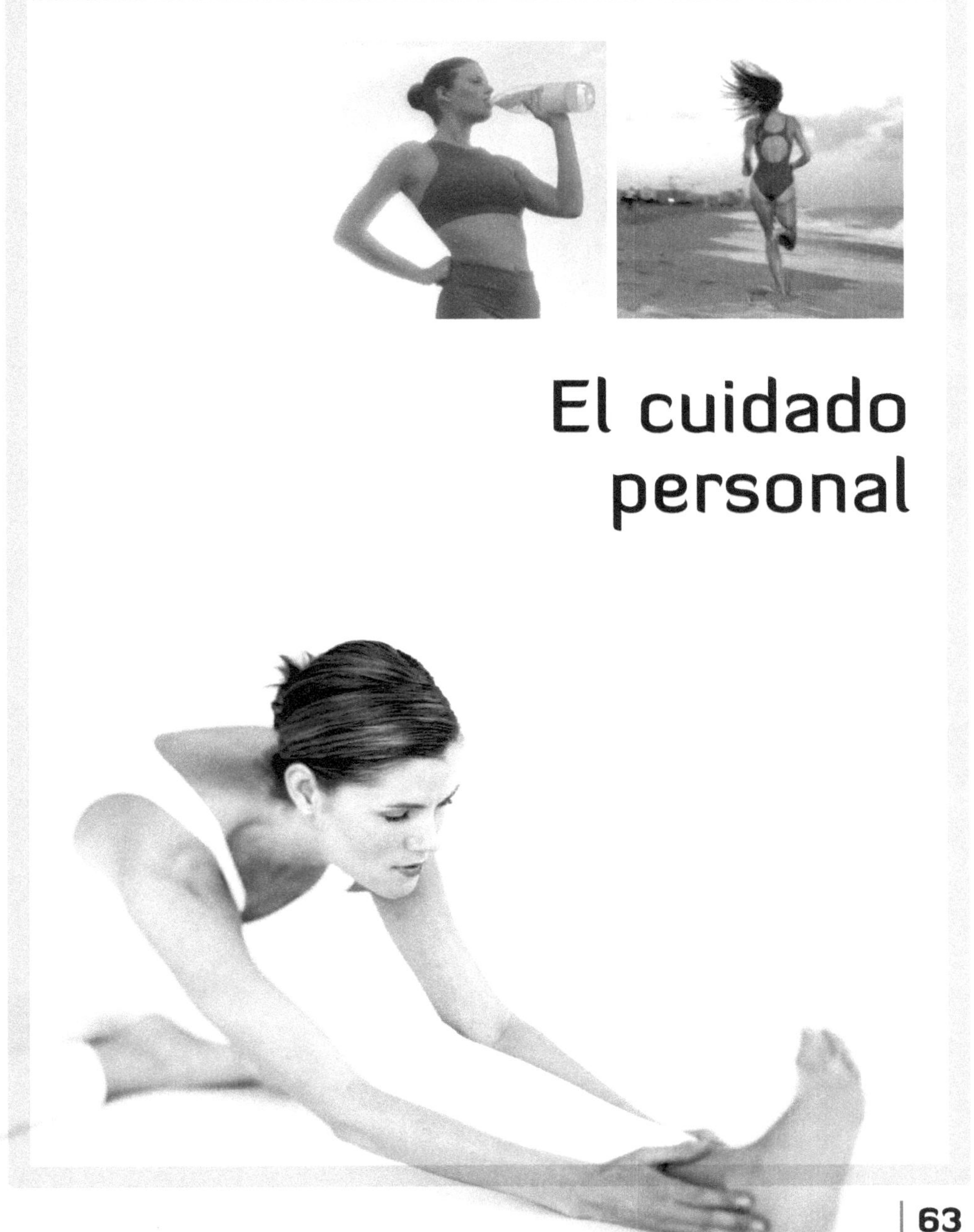

# CAPÍTULO 3

# El cuidado personal

# EL CUIDADO PERSONAL

Hemos realizado una interesante recorrida por las enfermedades y alteraciones femeninas y los principales métodos, rutinas y procesos para prevenirlos o curarlos.

Pero el cuidado personal es algo que podemos implementar no sólo desde el control médico, sino también desde la implementación de hábitos más beneficiosos.

Intentar mitigar el cansancio diario, el estrés laboral, las presiones familiares o los problemas económicos con alguna actividad física o terapia alternativa de relax, con una alimentación adecuada, con un mejor descanso y controlando la manera en la que respiramos, nos hará sentir más relajadas y mejor preparadas para enfrentar las agresiones que recibe nuestro organismo.

## A MOVER EL CUERPO

La actividad física es fundamental por muchas razones: tonifica la musculatura, aumenta la resistencia, mejora la capacidad pulmonar, ayuda a bajar de peso, quema grasas y toxinas, disminuye los niveles de estrés, etcétera. Si además –y como recomendamos– acompañamos una rutina de ejercicios con una mejor alimentación: bajaremos de peso, aceleraremos el metabolismo y evitaremos las subas y bajas de peso abruptas. Pero ¿qué podemos hacer? Sencillo. Cualquiera de estas actividades conforman un buen plan para comenzar a movernos: caminar, andar en bicicleta, correr y nadar.

De acuerdo con nuestro gusto, nuestras ganas o nuestras posibilidades podremos acostumbrarnos a alguna rutina con una o varias de las mencionadas.

Si logramos una frecuencia de 40 minutos diarios, habremos dado un paso importantísimo en el cuidado de nuestro cuerpo.

Es importante saber que en los ejercicios más que la cantidad importa la constancia con la que se hagan. Una buena manera de ver los resultados es medirlos cada 30 días. Y no con la balanza. Porque el ejercicio físico aumenta la masa muscular, que es más pesada (y consume más calorías) que las partes lipídicas y grasas. Nuestro progreso se verá más con un centímetro para medir nuestros muslos o cintura, que paulatinamente veremos cómo se van reduciendo.

Otra opción más que tentadora es adquirir el hábito de una terapia alternativa que, además de trabajar el cuerpo, actúe de manera más global en nuestra relajación, respiración, estado físico y eliminación del estrés. Para esto, las mejores opciones son: yoga, pilates, tai chi, shiatsu o reiki.

# A DESCANSAR BIEN

Las simples complicaciones de la vida cotidiana nos llevan a despertarnos por la noche, demorar algún tiempo en conciliar el sueño, sentir que no hemos descansado lo suficiente aun habiendo dormido las horas indicadas, o sencillamente aspirar a un mejor descanso. En muchas ocasiones sin llegar al insomnio o a una alteración grave del sueño podemos sentir que descansamos mal o que las horas que destinamos a dormir son insuficientes.

Pero hay algunas rutinas que podemos adoptar para lograr que el tiempo de descanso sea productivo y que verdaderamente mejoremos nuestra forma de vivir y de disfrutar todas las demás actividades que llevamos a cabo. La siguiente lista es un resumen de hábitos saludables para lograr dormir bien y vivir mejor:

• **Oscurecer el cuarto lo más posible:** Esto es fundamental. La claridad o la luz que reciben nuestros ojos mientras dormimos afecta la producción de hormonas muy importantes. Si no podemos oscurecer del todo la habitación (esto sería lo ideal), podemos encontrar una solución durmiendo con un antifaz.

• **No mirar televisión antes de ir a dormir:** Tener el televisor en el cuarto es una de las peores decisiones que podemos tomar pues distraeremos nuestra atención con él.

• **Disminuir los ruidos:** Las grandes ciudades y localidades con sus enormes edificios que cada vez albergan más personas; o las calles y las avenidas por las que siempre circulan automóviles son ejemplo de ruidos que perturban nuestro descanso. Si no podemos aislar la habitación, es posible dormir con tapones para los oídos.

• **Escuchar música:** En las casas y tiendas de discos es posible conseguir CDs con sonidos de la naturaleza como mares, brisas, pájaros o selvas. Estos sonidos, colocados a un volumen muy bajo, en oscuridad y acostados completamente, nos pueden a yudar a conciliar el sueño rápidamente.

• **Evitar los despertadores muy potentes:** Si nos vamos a dormir sabiendo que seremos despertados por un reloj extremadamente fuerte, es posible que ya nos sintamos molestos. Por tal razón se recomienda usar relojes despertadores suaves o musicales que hagan sonar una melodía de nuestro agrado.

• **Evitar los dulces:** Cuando notemos que sufrimos alguna alteración del sueño, una de las primeras soluciones hay que buscarlas en lo que comemos antes de irnos a la cama. Y en ese momento, desde la cena hasta irnos a dormir, debemos erradicar los dulces, los chocolates o cualquier otro bocado que eleve nuestra glucemia. Esto sólo producirá que la glucemia baje en la noche y nos lleve a despertarnos.

• **Usar medias para descansar:** Esto se recomienda a quienes sientan frío en los pies durante la noche. Los pies suelen ser la primera parte del cuerpo en sentir frío ya que al tener menor circulación pierden pronto su temperatura. Para evitar despertarnos en la madrugada con esa sensación de inclemencia, es aconsejable usar unas medias cómodas (no deben ser ajustadas) para descansar más plácidamente.

• **Leer textos relajantes:** Poesía, frases de amor o textos religiosos si uno es creyente pueden ser positivos para el sueño. En cambio, si recurrimos a cuentos de terror o novelas policiales, probablemente nuestro sueño se vea afectado en los primeros momentos, generando las condiciones de excitación proclives al insomnio.

• **No automedicarse:** Es muy común que al comentar con un familiar, amigo o compañero de trabajo las alteraciones que estamos sufriendo para descansar nos digan: "Yo tomo esta pastilla, pruébala". Si luego de intentar cambiar nuestras rutinas de descanso, no logramos dormir bien, hay que consultar al médico y esperar a que sea él quien nos recete un medicamento para dormir.

• **Organizar el día siguiente:** Una de las principales causas que alteran nuestro sueño es comenzar a pensar en las actividades del día siguiente antes de dormir. Una buena idea para superar esto es, aun estando en la cama ya, tomar una agenda y anotar aquellas cosas que creemos indispensables para el día siguiente. Al haber trasladado al papel sentiremos un alivio y quizás podamos encauzar el descanso.

• **Estabilizar la temperatura ambiente:** Los nuevos sistemas de calefacción y aire acondicionado permiten bajar y elevar mucho la temperatura de una habitación. Si bien se puede interpretar como una sensación de confort, lo ideal es regular el termostato en unos 20 ó 21 grados centígrados.

• **Cenar correctamente:** Una cena rica en proteínas, acompañada por alguna fruta de postre es aconsejada para llegar a dormir sin la sensación de pesadez que nos deja una comida abundante.

• **No consumir bebidas que nos alteren:** Lo ideal es cenar con agua, soda, jugo o alguna gaseosa o refresco bajas calorías. Las bebidas estimulantes como la cafeína o el alcohol influyen negativamente en nuestro descanso. En el caso particular de las bebidas alcohólicas, si bien nos producen un estado de somnolencia, el mismo no nos permite descansar correctamente ni alcanzar las fases profundas del sueño.

• **Alejarse de los campos magnéticos:** Intentar sacar del cuarto la mayor cantidad posible de artefactos eléctricos como radios, equipos de música, televisores, computadoras, relojes eléctricos, cargadores de teléfonos celulares o de baterías, etcétera. Todos estos objetos generan campos eléctricos que pueden afectar el descanso. Si no hay manera de retirarlos, hay que colocarlos lo más lejos posible de nuestras cabezas.

• **Acostarse temprano:** Luego de cenar se debe realizar alguna actividad relajante que nos reconforte. Posteriormente debemos intentar acostarnos temprano. Nuestro sistema hormonal está regulado para conciliar el sueño alrededor de la medianoche. Cuanto más tarde nos vayamos a dormir, más demoraremos el buen descanso.

• **Tomar una ducha caliente:** El cuerpo pierde temperatura cuando cae en el sueño. Por tal razón, una ducha tibia o caliente breve, antes de acostarse, puede favorecer ese cambio de temperatura y ayudar a dormirse más rápido.

• **No beber con abundancia antes de dormir:** Si uno es una persona que suele levantarse en la noche al baño, se debe evitar la ingesta abundante de líquidos antes de dormir. Lo ideal es beber al menos unas 2 horas antes de irse a dormir, para evitar la necesidad de levantarse con mayor frecuencia al baño.

• **La cama, sólo para dormir:** Si estamos manifestando alteraciones de sueño, si nos sentimos cansados pero al llegar a la cama no podemos conciliar el sueño una buena alternativa es levantarse, dar una vuelta por la casa, realizar alguna actividad breve y regresar a la cama. En algunas personas puede funcionar favorablemente.

• **Acostarse al mismo horario:** Otra alternativa para aquellas personas con problemas de descanso es habituarse a una hora para descansar. Establecer un horario e intentar ir a la cama a la misma hora. Si la alteración del sueño no es severa, en pocos días habremos ordenado nuestro descanso y lograremos dormirnos sin problemas.

• **Ejercitarse:** Un sencillo ejercicio como elongar o caminar unos 10 ó 15 minutos puede ayudarnos a dormir mejor. Esto debería hacerse media hora antes de irnos a dormir.

• **Ventilar con frecuencia la habitación en la que se duerme:** Es necesario que el cuarto reciba sol, luz y se renueve el aire. Esto evitará la formación de hongos y los malos olores que pueden perturbar el descanso.

• **Utilizar almohadas no demasiado gruesas:** Intentar acostarse con posturas adecuadas, que ayuden a una buena circulación sanguínea. Si apenas nos acostamos, nos sentimos incómodos, debemos corregir esa posición.

• **A medida que se acerca la noche, ir reduciendo la actividad en forma gradual:** Evitar las actividades muy estresantes luego de la cena o antes de ir a dormir.

• **Utilizar, para dormir, vestimenta cómoda y de tejidos naturales:** La ropa debe darnos sensación de bienestar y frescura. Es conveniente que, al igual que las sábanas, sean de algodón.

• **Bebidas sugeridas antes de dormir:** Una opción para poder descansar mejor es tomar un vaso de leche caliente o una infusión sedante de hierbas naturales como tilo, melisa o lavanda.

## A RESPIRAR MEJOR

La acción de respirar es algo en lo que no reparamos. Los músculos del tórax, que comprimen y liberan los pulmones, realizan su función sin que para ello intervenga nuestra voluntad. Y, sin embargo, ¿nos preguntamos alguna vez si respiramos adecuadamente?

La hipertensión, la hipotensión, la excitación, las preocupaciones, el estrés laboral y la contaminación pueden influir para que la respiración sea deficiente, lo cual influye sobre nuestra salud y nuestro estado de ánimo.

Las alteraciones que sufre el sistema nervioso alteran la respiración. Por ejemplo, ante un hecho inesperado dejamos de respirar momentáneamente y, aunque nos recuperemos de manera rápida, demoramos algún tiempo antes de alcanzar nuevamente el ritmo.

No existe un ritmo ideal de respirar. La misma está en función de la actividad que, en ese momento, estemos llevando a cabo. Por ejemplo, al correr necesitamos acelerar el ritmo de la respiración, ya que nuestro organismo requiere un mayor aporte de oxígeno para llevar a cabo ese ejercicio. Y, sin embargo, ese ritmo es totalmente distinto cuando dormimos.

Pero aunque respirar es un acto involuntario que se adapta continuamente a nuestra actividad, podemos mejorarla en cada ocasión por medio de rutinas, hábitos, costumbres y ejercicios que nos permitan hacerla más efectiva.

En la actualidad, la mayor parte de los individuos –y mucho más las mujeres– ha dejado de respirar correctamente. Su respiración es inarmónica, inconsciente y superficial. Esto es consecuencia de que la misma se ve afectada por las circunstancias que lo rodean, ya sean físicas, emocionales, psíquicas o sociales.

Muy pocas mujeres han tomado conciencia del gran significado que tiene el acto de respirar. Por sobre todas las cosas respirar es vivir. Podemos pasar tiempos prolongados sin beber, sin comer, sin movernos, sin dormir; pero no podemos estar sin respirar. Nuestra vida empieza en la primera inhalación y termina con la última exhalación. Nuestra vida es una serie ininterrumpida de respiraciones, y muy pocas veces a lo largo de ella nos detenemos a pensar cuán importante es. Sólo reparamos en ella cuando nos comienza a fallar o faltar.

Diariamente nuestros estados de ánimo y emocionales se reflejan en la forma que respiramos, pero de ello no nos damos cuenta y sucede en forma inconsciente. Sin embargo una de las características que debería tener en cuenta la respiración es la toma de conciencia, para influir conscientemente en nuestros estados de ánimo y emociones.

El ser humano, en su andar, va soportando el peso del diario vivir. Y muchas veces, no sabe cómo liberarse de él. En ninguna de las etapas de nuestra educación formal (primaria, secundaria o terciaria) nos enseñan cómo eliminar las tensiones que se acumulan a diario. Las circunstancias, los problemas económicos, sociales, éticos, morales, el estrés y los deseos son algunas de las fuentes condicionantes de nuestra conducta. Desde ya que la medicina, la psicología, el deporte y el esparcimiento pueden ayudar y, de hecho, lo hacen, pero no todos tienen tiempo ni posibilidades para acercarse a ellos. La verdadera solución para vivir mejor está en encontrar una respuesta más accesible, más al alcance de la mano y que no genere ni una mínima dependencia, como, por ejemplo, la gran cantidad de psicofármacos que consumen muchas personas para regular su sueño. Antes de llegar a ese punto, podemos intentar mejorar el nivel de vida. En ese camino, más natural, la puesta en práctica de una respiración más ordenada es un buen comienzo.

## La importancia de la nariz

La nariz es el órgano fundamental para una buena respiración que está naturalmente destinado para esa función. Tener esto bien en claro es esencial para nuestra salud. Esto parece muy simple, pero muchas veces no lo entendemos. Veamos las ventajas de respirar a través de la nariz:

- El aire se filtra por medio de las vellosidades de las narinas.
- Se adecua la temperatura del aire a la del cuerpo.

• Detrás del tabique nasal existe un área en donde las bacterias atraviesan un filtro bacteriológico.
• Ayuda a mantener activo el sentido del olfato.
• Regula y armoniza la entrada y salida del aire.

Muchas de las personas toman el aire por la boca o están acostumbradas a exhalar por la boca, por lo que deben aprender a revertir esos hábitos. Cuando se respira correctamente, el aire debe ser tomado por la nariz mientras se mantiene la boca cerrada.

Al inhalar, el abdomen se expande suavemente, el diafragma desciende, la caja torácica se abre hacia arriba y hacia afuera. Al exhalar, se contraen armoniosamente en su conjunto. Los pulmones deben trabajar en su totalidad. Todo ese proceso puede realizarse correctamente cuando el aire es incorporado por la nariz.

Una respiración correcta, que nos otorgue muchos beneficios, debería ser una "respiración profunda". En ésta, las ventanillas de la nariz permanecen completamente inactivas. Se inhala el aire poniendo en acción el área situada en la pared del fondo de la garganta, que se llama área faríngea. Esta es la principal diferencia entre la respiración profunda y la respiración corriente. La respiración profunda se realiza comenzando a llenar las partes inferior, media y alta de los pulmones. Al exhalar, se elimina el aire en orden inverso. Debe hacerse lentamente. No debe realizarse ningún esfuerzo. El pecho y los hombros deben quedar inmóviles y pasivos durante todo el proceso. Solamente las costillas se expanden durante la inhalación, y se contraen durante la exhalación, como un fuelle. La exhalación es tan importante como la inhalación, porque elimina sustancias tóxicas. Mientras se realiza, debe tenerse la columna recta para no obstaculizar el libre paso de la energía.

En nuestro organismo, todo está interrelacionado. Hay una teoría que dice que cada parte de nuestro pulmón corresponde a una parte de nuestro organismo y, al no practicar la respiración profunda, estamos perjudicando algún órgano.

## La respiración y nuestra salud

Nuestra vida es posible por el proceso respiratorio. Y esa respiración está en un intercambio constante con el medio. La misma establece un ritmo que es necesario aprender a escuchar.

Si nos observamos, podemos apreciar que ese ritmo cambia en función de la actividad que realizamos. Con el tiempo, con las exigencias y con las responsabilidades vamos perdiendo la capacidad de respirar con la que nacemos y sólo utilizamos una pequeña parte de nuestro potencial. Esa capacidad la perdemos por varios motivos:

- estrés
- angustia
- temor
- ansiedad
- incertidumbre
- miedo

Una respiración deficiente o superficial también deteriora el organismo. Del mismo modo que nuestro ánimo y nuestros procesos mentales o psicológicos influyen en nuestro modo de respirar, la respiración influye en nuestro modo de estar en el mundo.

El control de la respiración es una fuente de salud. La respiración es un puente entre lo físico, lo emocional y lo mental. Cuando se respira de forma profunda y completa, se puede conseguir un estado de gran relajación:

• se elimina la tensión muscular.
• se aporta una mayor cantidad de oxígeno a la sangre y a los órganos.
• la mente se vuelve más clara y despejada.

No podemos separar los procesos emocionales y físicos de la respiración, pero sí es posible aprender a controlar la respiración para controlar nuestra salud. Una buena respiración:

• nos proporciona oxígeno.
• elimina el dióxido de carbono del cuerpo.
• regula el pH corporal.

La mayoría de nosotros utilizamos sólo una décima parte de nuestra capacidad respiratoria. Si no expandimos los pulmones a su máxima capacidad, las pequeñas cavidades de aire que hay entre ellos no pueden limpiar su capa de mucosidad adecuadamente. El resultado es menos oxígeno para el cuerpo, y una intoxicación constante que conduce a una menor resistencia.

Entonces, para aprovechar los beneficios de una buena respiración debemos comprender las diferentes etapas de este proceso:

• La primera etapa de la respiración consiste en la coordinación entre el diafragma y la musculatura abdominal. Se produce al principio de la inhalación y al final de la exhalación. La dilatación de los pulmones permite inspirar aire. Al inhalar la musculatura abdominal se relaja y el abdomen se agranda hacia delante. De esta manera, los órganos de la cavidad abdominal (el hígado, el estómago, los intestinos) ceden volumen al diafragma.

Al exhalar, se relaja el diafragma, la musculatura abdominal se contrae y la presión de los órganos abdominales sobre el diafragma obliga a expulsar el aire.

• La segunda etapa actúa sobre la caja torácica: Al inhalar ésta se ensancha por acción de la musculatura intercostal. Las costillas se levantan y se abren un poco hacia los lados. De esta manera el volumen del tórax aumenta y fuerza la introducción de aire en los pulmones. Al exhalar se expulsa el aire viciado. Otros grupos de músculos intercostales, situados en la parte interior de la caja torácica, comprimen las costillas hacia dentro y hacia abajo, lo que hace disminuir la capacidad del tórax y por tanto provoca la expulsión del aire.

• En la tercera y última etapa intervienen otros grupos musculares de la cabeza, el cuello y la cintura escapular. Al inhalar éstos se contraen y levantan las costillas de la parte superior del tórax, así como el esternón. Al exhalar, se relajan y colaboran a la disminución del volumen torácico.

Una buena respiración empieza por el control del diafragma y de los músculos respiratorios para absorber mayor cantidad de aire con menos esfuerzo. Las personas que respiran mal, de una manera incompleta, fuerzan en exceso estos músculos respiratorios superiores. Es como si el aire se quedara a medio camino.

## ¿Cómo respirar de manera lenta y profunda?

La mayoría de las mujeres no vacían los pulmones por completo al exhalar, quedando cierto volumen de aire viciado en los pulmones. Una espiración completa produce automáticamente una buena ventilación al inhalar. Sigamos estos pasos:

• Ayudarse del abdomen para vaciar los pulmones.
• Espirar lenta y relajadamente.
• Cuando llegamos al límite de una espiración cómoda, ayudarse de los músculos abdominales para forzar, por medio de la contracción, la salida de más cantidad de aire. La espiración debe ser lenta y frenada, pero sin ser intermitente.
• Inspirar y espirar siempre por la nariz. (La nariz templa, filtra y humedece el aire. Si respiramos por la boca, podemos provocar hiperventilación).
• Mantener una postura correcta y erguida.

## ¿Por qué ejercitar una correcta respiración?

Porque podremos lograr muchas de estas ventajas:

• Un aumento en la cantidad de sangre, debido a su mayor oxigenación en los pulmones.

• Favorece la eliminación de toxinas del organismo.

• Ayuda al cuerpo para dirigir y asimilar los alimentos.

• Lleva mayor cantidad de oxígeno a los órganos digestivos, como el estomago y favorece un funcionamiento más eficaz.

• Los alimentos también son más oxigenados y eso ayuda a una mejor digestión.

• Favorece el sistema nervioso, incluyendo el cerebro, la columna, los centros nerviosos y los nervios. Esa mejora en el sistema nervioso sirve para fomentar la salud de todo el cuerpo.

• Rejuvenece las glándulas.

• Oxigena el cerebro.

• Vigoriza la piel dejándola más suave y reduciendo la aparición de arrugas.

• Los movimientos más profundos del diafragma producen una especie de masaje en los órganos abdominales.

• Mejoran la salud de los pulmones y los fortifican para afrontar problemas respiratorios.

• Produce un corazón más fuerte, que funciona mejor y es más resistente a las enfermedades cardíacas.

• Ayuda a controlar el peso corporal pues el oxígeno quema las grasas acumuladas.

• Facilita la concentración en estudiantes y personas que llevan a cabo trabajos muy estresantes.

• Elimina la tensión muscular.